絶対に疲れない体をつくる関節ストレッチ

不疲勞的身體

治癒百萬人「神之手」的
關節伸展操

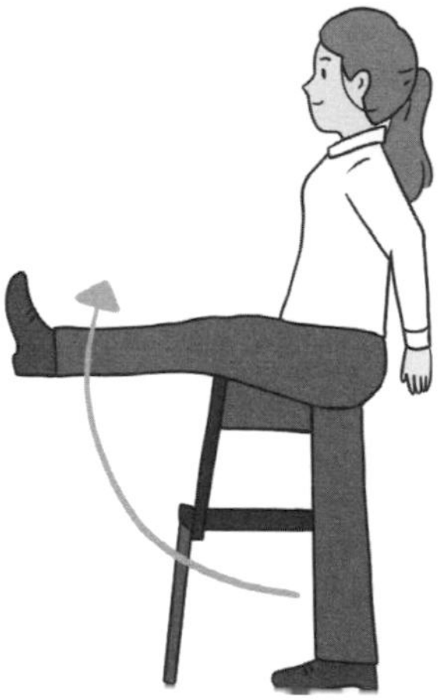

酒井慎太郎　／著

吳羽柔　／譯

專業人士推薦

《不疲勞的身體：治癒百萬人「神之手」的關節伸展操》是一本很好的身體保健書籍，文中介紹如何有效消除及預防疲勞的方法，當工作中及日常不當姿勢增加各關節及肌肉的負擔，保持最佳坐姿及理想姿勢，讓關節疲勞降到最低，內文也說明如何利用工作間空檔及休息時間就能簡單完成的「關節伸展」，並介紹身體五大部位「頸」、「腰」、「膝」、「肩」、「肘」常見的肌肉骨骼問題，運用有效率、合理的方式讓關節恢復最佳化及減少其疼痛與不適，藉由筋膜放鬆、肌肉延展、泡澡、適度睡眠的休養與保養，讓身體機能有效運作的實用保健書籍，是值得推薦的好書。

——台灣運動保健協會理事長　林晉利

我們都常聽到：「要活就要動。」關節與肌肉只要不動就會退化，導致慢性疲勞，最終成為關節重症。本書作者在書中以「關節伸展」作為主題，為常久坐不動的現代人統整簡單的伸展動作，以及生活習慣上的提醒，讓全身的五大關節能得到舒緩，進而大幅改善疲勞、關節痠痛、失眠、憂鬱等煩惱，打造出「不疲勞的身體」，推薦給大家。

——關節退化、運動傷害專家　林頌凱

序章

首度公開打造「不疲勞的身體」的祕密

本書統整了最適合現代人的疲勞消除法。

要打造「不會感到疲累的身體」，並非不可能或困難的事，其實只有3個重點。

1. 瞭解現代人已經呈慢性病化的「疲勞種類」。
2. 針對產生疲勞的「根本原因」做處理，除去造成疲勞的元兇。
3. 為了解決疲勞、防止復發，要採用有實際效果的保養法。

我在這本書中首次公開包含了以上三個重點，不管是誰都能有效率且輕易做到的超級疲勞修復法。

「最近好像非常容易疲憊。」

「身體一整天都很沉重，讓人束手無策。」

「就算有充分睡眠，隔天早上還是有疲憊感。」

拿著這本書的你，應該有上述這些煩惱吧？

不過你應該也不是沒有嘗試過解決問題。大概有不少人試過重訓、按摩或喝能量飲料等方式了吧？

然而，就結果而言，令人苦惱的疲憊感卻沒有消失。

到底是為什麼呢？

答案非常簡單，因為你至今為止嘗試的方法，都只是「失焦的疲勞消除法」而已。

只要實踐了本書裡針對「疲勞的根源」來設計的解決方式，你也能得到解脫，不再為疲勞相關問題所苦。

「辦公桌症候群」造成的慢性疲勞急速增加中

生活在現代的人，應該幾乎沒有人不感到疲勞。

但現實中，很多人對疲勞卻是一知半解。

因為運動等因素造成的「過度運動身體引起之疲勞」，不僅有明確的疲勞原因，也有不少人會形容這是「讓人舒服的疲憊感」。

所以，我想很少人會為這種「暫時性疲勞」感到煩惱。

真正的問題在日常生活中累積的其他疲勞。

應該有很多人明明確實感到疲憊，卻想不到確切的原因，並因此覺得不安或煩惱吧？

而且相對於一般運動後的疲勞只要幾天就能恢復，這種「原因不明的疲勞」不容易減退，會漸漸演變為慢性問題，讓人越來越不適。

先來公開這種原因不明的疲勞究竟為何物吧！

這種疲勞正是「不動身體導致的疲勞」。

當然，幾乎沒有人是整天一動也不動。

但是，現代人的生活經常「長時間維持同樣的姿勢」、「反覆進行相同動作」。

這種行為可以說跟「不動身體」沒有兩樣。

從這個角度來看，上班族尤其令人擔心。

越是認真工作的人，越容易出現像剛剛提到「變得容易疲累」、「疲勞不易消除」的症狀。

不過現代人就算沒有在工作，普遍也是過著大致上不太移動身體的生活，因此不是上班族也絕對不能掉以輕心。

我將這種出現於現代人身上，呈慢性化的疲勞問題命名為「因『辦公桌症候群』所引起的疲勞」。此狀況近年來急速增加，因此我一直呼籲大眾關注。詳細內容我會在第二章進行說明。

現代人的生活型態大多是「工作時常維持一樣的姿勢」、「做家事時大多反覆進行相同動作」。

我們必須先認知、理解到上述生活習慣上的問題，才能打造出不會感到疲累的身體。

「關節伸展」從問題根源剷除煩人疲勞感

那麼，不動身體導致的疲勞，也就是「辦公桌症候群」導致的疲勞，其根本原因是什麼？

大概很多人會認為是「肌肉疲勞」。

這當然也跟肌肉疲勞有關係，不過慢性疲勞的問題根源在「比肌肉更深層的地方」。

實際上，這是由於「關節」出現了可動範圍變小等問題所導致的疲勞狀況。

我所創設的「SAKAI CLINIC GROUP」，長期治療有輕度到極重度腰痛、頸部疼痛、膝蓋痛、腿部關節痛等症狀的患者。

許多媒體介紹過我的診所，也有很多人將我譽為「GOLD HAND」。診所有數間分店，擁有近五十名員工，每天治療一百二十人以上，總計曾處理過超過一百萬名患者。

本院雖然也隨時導入最新儀器，來測量患者的資料，不過我們在看診時更著重於詢問患者本人身體或病狀的變化。

總和以上所有經驗的結果，我們得到的事實是——

要消除疲勞，「不能只注重肌肉問題」。

如果將人體比喻成一棟大樓，這棟大樓本身就具有相當優秀的「避震結構」。而自身體重帶來的重量負擔及來自地面的衝擊力，就相當於襲擊身體的地震。

為了不讓這些負擔直接傳遞到身體內部，大樓的地基或頂梁柱必須刻意的不完全固定住，才能分散衝擊力道。

更具體來說，避震系統之所以能運作，是因為相當於「地基」的骶髂關節和相當於「頂梁柱」的脊椎保持有韌性的移動能力，並維持正常的可動範圍。

當這些關節出現可動範圍變窄等問題時，如果放任不管，大樓（人體）就會漸漸疲乏，梁柱（脊椎）損壞，最終倒塌。

而肌肉只是大樓的「外牆」，因此再怎麼強健，還是無法協助解決問題根源。

也就是說，針對主要的關節進行適當保養，才是從問題根源切除煩人疲累感的最有效手段。

而保養的具體做法，正是本書的標題「關節伸展」（Joint Stretch）。

本院的患者都見證了關節伸展的實際效果。

通常腰、頸脖、大腿關節等「承重關節」的疼痛，是按以下順序發生的。

1. 關節發生問題

↓

2. 肌肉與肌腱也受影響

↓

3. 該關節周邊出現疲勞感、緊繃、僵硬狀況

↓

4. 感受到疲勞感、緊繃、僵硬的範圍擴大，演變為痛感

↓

5. 疼痛加重，對其他承重關節產生二次負面影響

來到本院的患者多處於上述流程中的第四或第五個階段，也就是最終階段或倒數第二個階段，不過實行關節伸展後，這些患者大多成功康復、不再感到疼痛了。

除了因為癌症或心臟病等某些內科疾病造成的狀況外，我們能治癒百分之九十九的關節痛症狀。

另外，所謂治癒病痛，是指我們能成功解決造成疼痛起源的關節問題，使關節恢復原狀，甚至能消除患者在更早期階段感受到的疲勞、緊繃、僵硬感。

絕對不能小看疲勞，認為「不過就是有點累而已……」。

疲勞演變為慢性病的話，之後一定會造成「疼痛」問題。

而且這不只會對關節或肌肉等運動系統造成影響，甚至有可能引起循環系統、呼吸系統、神經系統等其他部位的疾病。

更不用說這樣的問題不管在工作上或個人生活中，都會影響個人表現。

不過你不用再擔心了。

關節伸展能透過不管是誰都可輕易做到的動作，讓出現問題的關節做出「彎曲」、

「扭轉」、「擴展縫隙」、「恢復平衡」等運動。

只要做關節伸展，就能有效率的去除疲勞元凶，同時也能預防疲勞問題復發。

也就是說，這個療法是針對造成疲勞及疼痛的生理機制而設計的，且能帶來非常高的成效。

請務必跟著我一起，將「慢性疲勞的種子」全都摘除乾淨吧！

不管男女老少都能做到的完美疲勞消除法

為了解決大家的健康煩惱，我至今已經寫了超過一百本書。

寫書的時候，我會時時注意，盡可能介紹讓所有讀者都可以輕鬆實踐，且能夠輕易融入每日生活中的具體解決方法。

不然不管我的療法再怎麼有效，都無法帶給讀者實際幫助。

為了這次的主軸「打造不再疲累的身體」，我在構思療法時必須以關節為主要目標，同時也要一併考量辦公桌症候群的問題。

我非常認真的思考要以什麼方式，來介紹盡可能讓更多人容易實踐的伸展法。於是，將重點擺在了現代人的生活方式上。

根據日本總務省在二〇二〇年初發表的勞動力調查結果，**日本的就業人口為六千七百三十七萬人，連續八十四個月持續增加中。**

日本的總人口估計為一億二千六百〇二萬人，因此如果連剛出生的嬰兒、幼兒、孩童也算進去，每兩個人就有一個人在工作。

二十至六十九歲的男性就業率相當高，達到百分之八十六．六。這個年齡的就業人數就有三千三百八十八萬人。男性總勞動人數為三千七百三十七萬人。

女性的就業率也有百分之七十一．四，在此年齡層的就業人數有二千七百五十萬人，總勞動人口數則有三千萬人。

女性的就業人數在去年突破三千萬大關，從有紀錄的一九五三年以來，這是前所未見的數字。

另外，**六十五歲以上的就業人數也是史上最高，**達九百零二萬人，約佔全體就業

20 ～ 69 歲的就業率

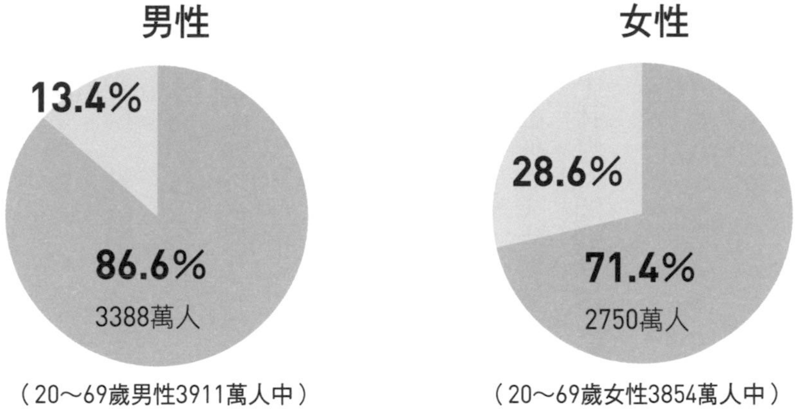

※日本總務省統計局勞動力調查2019年12月資料

者的百分之十三・四，預計在二〇二五年會急速增加至百分之三十。

考慮到以上數據，我相信預設讀者以某種形式在勞動為前提的伸展法，才能實際幫助到各位的生活。

另一方面，我也知道有許多人雖然現階段沒有就業，還是會因為每天要做家務等事而感到疲累。

因此我為本書制定了以下兩個主軸。

1. 做工作（家務）的時候

←「工作時間」將疲勞降至最低

2. 沒有做工作（家務）的時候

←「休息時間」徹底消除疲勞

以這兩個主題為核心，設計出一個不管男女老少都能輕鬆完成的完美疲勞消除法。

具體內容我會在第一章詳細說明。你需要做的，就只有實踐這本書提到的終極伸展法而已。

工作時間的伸展，大概需要花一分鐘。

就算加上休息時間的伸展，一天也只需要花三分鐘就能做到。

- 脫離疲勞的「負面循環」
- 提升工作表現

・不再感受到各種身體疼痛與壓力

這樣的未來就在你的眼前。

另外，只要矯正了關節問題，也能獲得以下好處。

・提升集中力與想像力
・精神狀況變得正向積極，外表也能帶給人好印象
・變成「易瘦體質」
・改善呼吸不順暢的狀況

請務必從今天開始實行關節伸展。

我由衷希望，越來越多人能遇見「理想的自己」，並將光明未來掌握在手中。

SAKAI CLINIC GROUP 代表人　酒井慎太郎

目錄 CONTENTS

第3章 在「休息時間」完美消除疲勞的伸展法 129

第4章 「關節伸展」能使人生達到最佳狀態

後記

第 1 章

最棒的疲勞消除法是「關節護理」

按摩或重訓是不夠的！甚至會有反效果

就算持續按摩也無法解決慢性疲勞

常看到有人為了消除疲勞定期拜訪按摩店，不過這些人不管再怎麼按摩，還是沒辦法解決慢性疲勞問題。

認真想想，我們之所以要定期去按摩，不就是因為不管按摩幾次，疲勞都會迅速復發嗎？

這就是問題根源沒有得到解決的最佳證據了。

可能也有人只按摩一、二次就覺得身體舒暢了吧？

那是因為你所感受到的疲勞主要只是肌肉層級的暫時性疲勞，而按摩正巧解決了這個問題罷了。

也就是說，按摩能解決的，只有暫時性肌肉疲勞或肌肉疼痛這一種「肌肉層級的疲勞」而已。

問題是，一旦遇到「因關節問題導致的慢性疲勞」這種來自比肌肉更深層部位的疲勞時，再怎麼按摩也幾乎得不到效果。

而且還有很多人會誤以為「只是因為按摩力度太弱才沒有用」。

碰到「按摩沒有用」或「才因為按摩感到比較輕鬆，卻馬上又感到疲累」的情況，我們應該警覺到這是關節出現異常的徵兆才對。

如果沒有了解這一點，而輕易接受力道更強的按摩，有可能會傷害肌肉組織，引起輕微發炎。

而若硬是用力按壓僵直的肌肉，甚至會面臨內部關節往錯誤方向固定的風險。

「嚴禁使用強力按摩處理慢性疲勞」。

按摩時，在稍微覺得還有點按不夠的時候就先喊停吧。

不管是在按摩店接受按摩或自行按摩，「用輕撫的力道按壓十分鐘左右」就足夠了。

就算只是輕輕的按摩，也能對肌肉產生效果。

我認為搬運重物感到疲憊時，或假日運動後感到肌肉緊繃時，依當下狀況進行按摩放鬆是很好的。

不過超過適當程度的按摩，不只是按了沒用，更應該堅定拒絕。

比起按摩，你更應該實行本書中提到的「關節伸展」才對。

一流運動員也在與疲勞戰鬥

提到肌肉，近年來健身重訓蔚為風潮，似乎也有不少人為了消除疲勞而做重訓。

不過要特別注意一點，常有人誤解了重訓跟疲勞的關聯性。

似乎有人堅信「疲累感是肌力不足造成的」「只要長好肌肉，疲勞也絕對會被趕走」，因而開始做重訓以消除疲勞，但這種迷思是錯誤的。

如果說重訓可以對抗慢性疲勞的話，一般較難長出肌肉的高齡者與女性就只能放棄解決疲勞問題了，不過絕對沒有這種事。

另外，假如只要有肌力就完全不會感到疲勞，運動選手應該就不會有疲勞問題了，但事實也並非如此。

我在千葉羅德海洋隊擔任官方醫療顧問，不管是羅德海洋隊的選手、現任職業拳擊世界冠軍井上尚彌選手，或前任世界冠軍內藤大助選手，他們可說是擁有絕佳完美肌肉的運動員，實際上，不論職業或業餘，這些我過去治療過或曾找我諮詢過的運動員，都曾與疲勞、腰痛、頸痛等關節疼痛奮鬥過。

另外，也不是說缺乏肌肉的人絕對比較容易感覺疲累。有很多人就算肌肉量不多，也完全沒有慢性疲勞問題。

事實上，你也曾經歷過那樣的時期。

小學時的你，肌肉量應該比現在還要少。

當然你當時的體格也相對較小，不過除了運動校隊的成員之外，應該沒有小學生會很認真做重訓之類的肌肉訓練吧？

不過我想那時的你應該也沒碰過「不知道是因為做了什麼事感到很累」、「睡了一晚也無法解決疲憊感」等問題。

簡而言之，要解決慢性疲勞問題，並不需要進行重訓增加肌肉量。

意外沒什麼人知道的「重訓陷阱」

我們甚至可以說，現階段有慢性疲勞與關節痛問題的人如果去重訓，反而有極高機率會出現更嚴重的問題，使不適症狀更加惡化。

假設有一個因為久坐辦公桌前工作而感到背部與腰部疲勞的人，或者一位原本就有腰痛問題的人，這個人誤以為「用腰部重訓來對抗疲勞很重要」，而開始鍛鍊背肌和腹肌。

長期坐在辦公桌前，維持身體前傾的姿勢來工作，在相對初期的階段，確實會造成背部及腰部的豎脊肌等肌肉出現疲勞或疼痛狀況。

這是我們在本章開頭提到的「肌肉層級問題」，正式來說應該叫做「下背肌筋膜疼痛」。

這個下背肌筋膜疼痛也是腰痛問題的「開端」，簡而言之，它就是肌肉不斷累積疲勞所導致的問題。

在這種狀況下進行腹肌及背肌重訓的話，身體會蓄積更多疲勞，彷彿幫自己的腰痛問題火上添油一樣。

例如重訓時訓練背肌會使腰及脊椎的關節承受過多負擔，導致關節出現問題。

另外，腹肌訓練的動作則會特別增加身體用力前傾的機會，因此造成在脊椎骨間負責維持緩衝機能的椎間盤所受壓力提高，造成一種叫「椎間盤突出」的疾病。

請記得重訓有風險，它容易對慢性疲勞或關節疼痛患者造成反效果。

選擇以重訓對抗疲勞卻失敗了的企業家

本章到此提及了對按摩與肌肉的誤解、重訓的注意事項等內容，有一些實際案例可以證明我所言不假。

我想把這些案例當作「反面教材」介紹給各位。

【五十多歲男性．建築業企業家】

這位患者從三十歲後半開始就受慢性疲勞所苦。

後來他開始出現腰痛問題，據他說像有一股無法言喻的沉重無力感從右側臀部一路擴散至腳部。

這時他自行採取重訓來治療腰痛問題。

他說他想強化支撐腰部的肌肉，而開始訓練腹肌和背肌，也希望靠做深蹲來消除下半身整體的疲勞感。

他通常會在工地現場工作到傍晚，回到辦公室再用電腦處理工作數個小時，回家之後又進行重訓，這種生活型態絕對會對特定肌肉與關節造成過度負擔。

結果所有症狀都沒有得到改善，他受不了苦痛而前往綜合醫院就診，服用醫生開立的消炎止痛及改善血流的藥物，也定期接受按摩。

不過藥物跟按摩都沒有效果，他最終來到本院。

他的體型魁梧，而且因為很認真做重訓，腹肌與背肌都相當厚實。

但不只是腹肌、背肌，他連臀部肌肉（臀大肌和臀中肌等）及大腿的肌肉（股直肌等）都呈現僵直、緊繃、收縮的狀態。

而且他的身體明明呈前傾姿勢，卻還認為自己姿勢端正。我請他在我面前示範自己是用什麼姿勢用電腦之後，發現他前傾的幅度相當大。

也就是說，他明顯不管**在肌肉或關節都累積了相當程度的疲勞**。

我請他先暫時不要做重訓，並指導他正確的姿勢與步行方式。

另外我也調整了他的腰椎與關節狀態。也就是用跟本書所介紹到的「關節伸展」相同機制的療法來做治療。

結果長年困擾著他的腰痛，當場就馬上治好了。

他在日常生活中也持續進行關節伸展，兩個月後臀部的疼痛、沉重無力感也完全消除，困擾了他將近二十年的慢性疲勞問題就這麼一揮而散。

應著眼於肌肉的「端點」與「深處」

最後我想再談談肌肉，雖然不用重視肌肉的「量」，不過關注肌肉的「質」是有好處的。

我們應該將肌肉好好維持在能夠支援「關節緩衝機能」的狀態，使肌肉可以有彈性且柔軟的活動、伸縮，讓關節得以妥善運作，並緩和體重和地面對人體的衝擊。

在這一點上，我從第二章開始介紹到的關節伸展，除了能夠直接矯正關節異常的這個「主要功能」外，還有「活化關節附近性能下降的肌肉」的附加功能，對身體極為有益。

它可以有效率的放鬆因久坐辦公桌前工作、維持同樣姿勢，而導致僵直、緊繃、收縮的肌肉。

肌肉中央的組織較粗，越到兩端會漸漸縮小成像繩子一般的纖細組織，形成「肌腱」與骨骼相連。請各位回想一下我們日常中常提到的阿基里斯腱，應該就能想像出肌肉的形狀。

阿基里斯腱指的是隆起的肌肉（腓肚肌、比目魚肌）匯聚後形成肌腱，與足踝骨（踵骨）連接的部位。

這些肌腱，以及靠近兩端、接近肌腱的肌肉，特別容易出現僵直、緊繃、收縮的狀況。

而關節伸展，可以自然減輕這種麻煩的情況。

當然，我們更應該用心保養的部位，是比肌肉或肌腱更深層的「關節」。

我在序章提過「慢性疲勞的問題根源＝出狀況的關節」，接下來我要更詳細的解釋這句話的涵義。

「關節疲勞」的積累會導致工作表現不佳或身體疾病

● 關節的可動範圍變小，如生鏽般漸漸僵化

不用說大家也都知道，關節指的是骨頭跟骨頭連接的部分，英文寫作「joint(s)」。關節整體被包覆在一個稱作「關節囊」的牢固袋狀薄膜中，這個關節囊能維持兩塊骨骼相連不分離。

另外，關節囊中的兩骨骼中間有非常細微的縫隙，這個縫隙中充滿了具有潤滑油功能的「滑液」。

一旦連接著骨頭的肌肉傳來力量，這樣的關節結構理所當然就能使可動關節（動關節）順暢運動。

假設各組織的機能可以順利的共同運作，關節可動範圍也就能維持正常狀態。

但是，一旦對此關節加諸了一定程度以上的多餘負擔，就容易使骨骼間的縫隙變窄，使關節「卡在一起」。

如此一來，關節的可動性會瞬間降低，可動範圍將被限縮，變得像生鏽一般動彈不得。

這種情況的專有名詞稱為「關節攣縮」，即「關節疲勞」已經發生了的狀態。

你可能會有刻板印象，覺得「關節攣縮是老人的問題」，但實際上並非如此。

只要「工作時常維持相同姿勢不動」或「做家事時常反覆進行相同動作」，就會帶給關節過多負擔。

關節疲勞是會不斷累積的。

舉例來說，你有沒有長時間坐在椅子上維持同樣姿勢使用電腦後，突然站起來時

感到身體僵硬的經驗呢？

就算不是坐在辦公桌前，你應該也曾在長時間開車之後感覺身體硬梆梆的吧？這些都顯示了關節不斷的在累積疲勞。

●疲憊或倦怠感與關節疼痛有關

如果到這個階段都還不做出適當的措施，關節周圍組織共同構成的平衡就會被破壞，導致狀況惡化得更嚴重。

由於各組織所構成的絕妙平衡被瓦解，周邊的肌肉、肌腱、韌帶也會承受更多負擔，這些部位可能會出現僵直等異常狀況，並壓迫到關節周圍的血管或神經。

如此一來，身體就無法順利回收肌肉間疲勞物質之一的乳酸，以及代謝後的老廢產物，血液供氧也會減緩，肌肉進入「缺氧狀態」。

身體不易回收神經受壓後所釋放出的致痛物質，該部位的神經也無法順暢將訊號傳導至大腦。

上述狀況就是身體持續感受到讓人煩躁的疲勞、倦怠、緊繃、僵硬、疼痛感的原因。

而且人類的關節並不是單獨運作的。

我們全身的關節，就像是一台巨大機械的「齒輪」一般，由上到下共同運作著。因此，只要一個齒輪因關節疲勞而生鏽，相當於其他齒輪的關節也會出問題。

從我的經驗看來，常見案例中，男性的關節狀況是以「腰↓頸↓膝」的順序，女性則是以「頸↓腰↓膝」的順序依序出現關節惡化問題。

假設機器的齒輪無法動彈，應該會造成該機器的生產力急速下降，被工廠視為故障品處理掉吧？

同樣的，人類出現關節疲勞後，工作表現也會大幅受影響，並引發關節痛等各種病痛、疾病。最終不得不暫時中止工作或家務。

抱怨關節痛到「想把手腕切下來」的會計師

將關節疲勞放著不管，會導致多麼嚴重的狀況呢？

這邊要介紹兩位患者的案例，好讓各位體認到這件事的危險性。

第一位患者的其中一個關節狀況惡化到了極限。

【五十多歲男性・會計師】

這位男性罹患了重度五十肩。

他是白領上班族，從事需要處理大量資料的工作，也常用電腦工作到很晚……。

據說他每天過著肩膀幾乎動彈不得的生活，除了嚴重的肩膀僵硬外，左邊肩膀到手臂部分也漸漸無法動彈，連自己穿外套都成難事，還出現疼痛症狀。

不過他以工作繁忙為由沒有去醫院，只一邊用市售的消炎止痛劑打發問題，一邊天真的以為「應該很快就會復原了吧？」

症狀當然越來越惡化。

等他注意到的時候，手臂側抬角度已經連六十度都抬不起來，睡覺時如果側躺，壓在底下的肩膀會感受到劇烈疼痛，據說他在最嚴重的時候，甚至痛到「想要把手臂切掉」。

他說，受上述症狀影響，有些時候甚至完全無法工作。

他來到本院時，肩部關節已經完全卡住了。我們進行了鬆開關節黏連、擴展關節內部空間的療程，並讓患者在家中也持續進行跟療程有同樣效果的關節伸展。

隨著疼痛慢慢消退，我們又請患者多做了幾種不同的關節伸展。

進行伸展的同時，我們也請患者隨時注意維持良好姿勢及坐姿，並將使用電腦的環境調整為對肩關節較無負擔的狀態。

結果只花了一個半月，患者的疼痛問題完全消失，手臂也幾乎能夠舉到正上方了。患者也像變了一個人一樣，能輕鬆提起裝有大量文件的沉重公事包了。

他可以毫無障礙的一個人換衣服，並不再依賴消炎止痛劑，折磨他數十年的肩膀僵硬問題也有了大幅改善。

他笑著告訴我：「除了感覺身體變得輕盈之外，也比之前更能專心工作了。」

小看關節疲勞而差點放棄夢想的學生

第二位是關節疲勞導致的「負連鎖」效應逐漸擴大的案例。

【十多歲男性．學生】

這位在二〇一六年來到本院的患者是個高中生，他在學校是美術社社員。因為非常喜歡繪畫，他每天都會畫畫。

除此之外，他的興趣是滑手機跟玩遊戲，又因為還是學生，所以也必須唸書，也就是說，他平常一直過著長時間面朝下、頸部向前傾的生活。

受此影響，他的頸部、肩膀都有僵硬狀況，頸部的頸椎關節有椎間盤突出，甚至出現肘部疼痛和手臂麻痺等症狀。

我詢問了一同前來的父親，他似乎也知道患者這樣的生活模式是不好的，但因為他不知道管孩子應該管到什麼程度，才導致現在的結果。

這對父子都太小看姿勢對關節的損傷了。

我對父親說：「你如果能提早一點阻止兒子的話就好了。」並請他深刻反省。

幸好只花了三個月，我們就將不斷惡化的頸部僵硬、肩膀僵硬、肘部疼痛及手腕麻痺等所有症狀治好了。

多虧患者每天都進行本書介紹的「縮下顎伸展」、「頸部網球伸展」和「腰部網球伸展」等自主修護法，才能得到這樣的好結果。也因此，這位高中生「未來也想一直畫畫下去」的夢想才得以延續下去。

運動員的疲勞與一般人的疲勞的差別

近年來，高中棒球隊的投手有投球數限制的相關話題受到熱議。

由於我們無法否認過度使用肩膀與手肘關節會影響年輕人的未來，因此引起了社會上許多討論。

關節說穿了就是「消耗品」。

事實上，像棒球投手這樣持續以幾乎百分之百的力道使用特定關節的話，除了關節本身之外，周邊的韌帶、肌腱、肌肉也容易出問題。

這已經是「外傷性的損害」，可以想成類似身體受到外傷的狀況。

但是一般上班族，幾乎不會出現像棒球投手一樣**因為過度運動而產生關節疼痛的狀況**。

例如腰痛中並沒有所謂「外傷性腰痛」這樣的名稱存在。由此可證明前述論點。

從工作特性上來看，會因為跟運動員相似的原因而出現關節疲勞症狀的，是我們之前提過「會反覆進行相同動作」的人。

最具代表性的就是從事音樂相關職業者，例如創作型歌手或鋼琴家。

歌手和鋼琴家會保持幾乎相同的姿勢，長時間彈奏鋼琴或吉他。小提琴家則是固定著身體左半部，連續進行相同的動作。

最終理所當然的，承受過度負擔的部位會出現問題。

不過就像我們之前反覆提到的，一般狀況下，關節因為「不動」而產生疲勞的案例還是佔壓倒性多數。

因為關節疲勞有不同種類，因此照護的方式也各不相同。

電視直播上經常會出現職業棒球投手登板後，為肩膀或手肘冰敷的樣子。這是因為他們的傷幾乎是外傷性的損害，且連續激烈運動會產生熱能，因此冰敷能加快身體復原的速度。

我們要確實瞭解他們為身體冰敷的原因。

相反的，因為關節固定不動而產生的關節疲勞，需以熱敷處理比較有效。

我將於第三章詳細說明具體的熱敷方式，請各位參考該章內容。

只要讓頸、腰、膝、肩、肘關節處於最佳狀態就不會疲勞

保養五大關節是解決疲勞的重要關鍵

若要打造不會感到疲憊的身體，分佈於全身的關節中最需要優先重視的，便是「頸」、「腰」、「膝」的關節。

有一種關節被稱作「承重關節」，它們位於身體中線上，負責支撐體重造成的巨大負擔，而上述關節正是承重關節的代表。

由於它們長期承受極大的負擔，因此也背負著相當大的關節疲勞風險。

可以說，要克服慢性疲勞，就必須正確的護理它們。

關節疲勞導致的姿勢變化

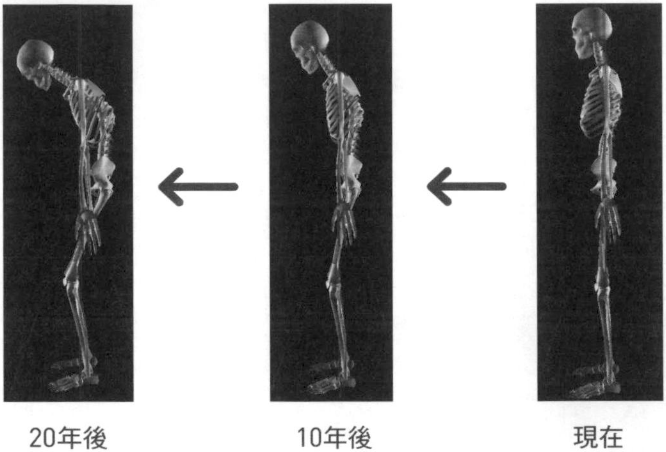

我先前有說明過：「只要一個關節生鏽，其他關節也會受波及並開始出現問題。」

如果缺乏保護關節的意識，完全不做任何有效的關節保養，「關節老化」會以頸、腰、膝關節為中心開始發生。

請看上方照片。

本院引進了能用雷射光分析患者姿勢，並將其資料經過電腦處理後投射出全身影像的「3D 姿勢預測裝置」。

使用這台機器，就能夠以圖像方式讓患者知道「如果不保養關節，繼續維持現在的姿勢，未來會得到什麼結果」。

從此張照片（普通四十多歲成人的

姿勢預測）應該就能看出，如果不注意關節，頭部前傾、膝蓋彎曲、背部漸漸彎駝的可能性非常高。

另外，上班族也不能忽視「肩膀」、「肘部」這兩個關節。

雖然每個人的習慣多少有些不同，但不管在上班或做家事，整體而言用到手的工作還是比較多，尤其在工作時間，這些關節都處於危機之中。

頸部關節——疲勞的元兇是「頸椎僵直」

人的脊椎不是一根長長的骨頭，而是由小骨頭（椎骨）一塊一塊堆疊而成的。

頸部的「頸椎」，即是由七塊椎骨相互連接而成。

頸椎原本就有微微向後彎的弧度。

因為這個弧度，頸椎具有緩衝功能，能分散佔體重約百分之十的頭部重量，讓頸部與頭的位置能維持在脊椎的正上方。

脊椎的構造

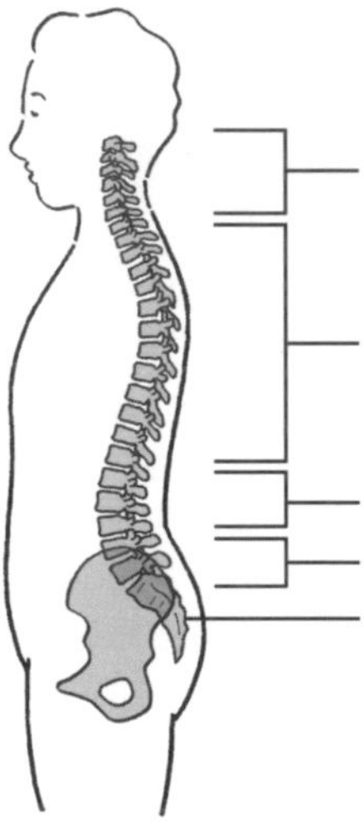

此為由一塊塊小骨頭（椎骨）堆疊而成的脊椎。S型的弧度具緩衝作用，能夠分散頭部重量、體重、從地面傳來的衝擊等。

然而，如果做出將頸部往前伸、低頭、身體前傾等姿勢，頸椎就會承受過多負擔，這個重要的弧度也會漸漸消失。

舉例來說，只要將頭往前伸出兩公分，就會對頸椎造成比起直立姿勢多出兩倍的負擔。

假設是一個體重六十公斤的人，其頸椎所承受的負擔就重達十二公斤。

如果我們又將頭往前方伸出至四公分，頸椎所承受的負擔甚至會一下子跳至原來的五倍。對體重六十公斤的人來說，就彷彿是將三十公斤重的物品頂在頭上一樣。

現代人，尤其是上班族，每天都過著容易拉直頸椎弧度的生活。

大部分的人越是認真在使用電腦或進行其他辦公室業務，就越容易做出將頭部往前伸的姿勢。

另外，滑手機和玩攜帶型遊戲機的時候、閱讀和唸書的時候、做飯和洗衣服的時候、開車的時候也一樣。

上述情況都容易讓人做出低頭或前傾的姿勢，對頸椎造成龐大負擔。

遇到這些負擔，頸部會先靠周邊肌肉的力量來支撐。

但是，一旦不良姿勢成為習慣，肌肉馬上就會發出悲鳴。

肌肉為了支撐極為沉重的頭部，持續運作，幾乎無法休息，維持在緊繃狀態，變得僵直並持續累積疲勞。

結果，首先出現的症狀即是肩頸僵硬、緊繃、疼痛。

正常的脖頸與頸椎僵直

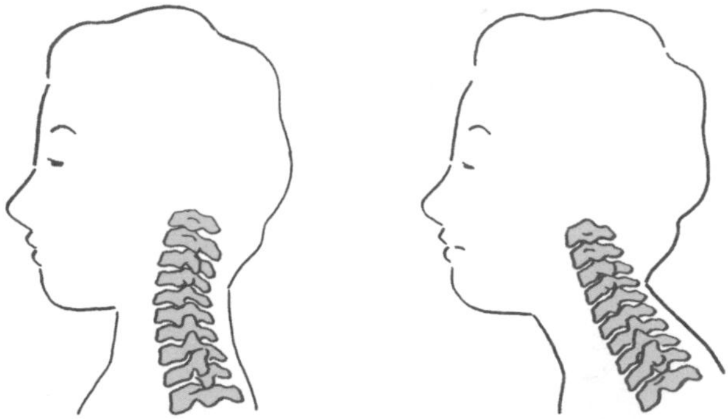

正常　　　　頸椎僵直

一旦頸椎失去原有的弧度，頭部重量就會成為相當大的負擔。

這個階段的肩頸僵硬，類似於所謂「肌肉疼痛」的問題，如果馬上使用我們之前提過的肌肉護理方式，問題就能解決。

但是，如果在這種狀態下仍持續對頸部加諸過多負擔的生活模式，問題很快會超出肌肉層級，變成一種**名為「頸椎僵直」的頸椎異常現象**。

頸椎僵直，就是指原本應有平緩弧度的頸椎，呈現往前方平直伸出的狀態。

特別是近十年來，頸椎僵直的患者急速增加。

本院患者中有九成以上都有頸椎

僵直問題，我走在街上一眼望過去也感覺「日本人約八至九成有頸椎僵直的徵兆」。

一旦出現頸椎僵直問題，因為頸椎的緩衝機能大幅降低，頸脖周邊所承受的負擔會大幅增加。

因此肩頸僵硬、緊繃、疼痛問題自然也會惡化。

另外，因為頸椎已經呈現異常狀態，因此就算想靠按摩來解決，不適症狀也會很快再次復發。

同時，頸椎骨骼間的空隙，會因為頭部重量與重力變得越來越小，頸椎的運動受到限制，出現「脖子沒辦法隨心所欲轉動」的狀況。

一旦頸椎出現關節空隙變窄、關節僵化的狀態，周遭的血管及神經也會受到壓迫，帶來更嚴重的不適感。

如果頸椎下部受到壓迫，除了肩頸疼痛惡化、頸部可動範圍受到限制外，也容易造成手臂到手部部位的無力、麻痺症狀。

另外如果頸椎上部受壓迫，則會造成頭痛、暈眩、噁心、耳鳴、煩躁等類似自律神經失調的症狀。

這些症狀主要是因為通過頸椎內孔洞的大動脈（椎動脈）血流不順暢，讓頭部陷入類似「缺氧」、「缺乏燃料」的狀態所導致。

腰部關節——八成的人都有「骶骼關節」問題

在運動身體時，腰部運動是不可或缺的，腰部的運動是仰賴兩組關節有協調性的連動才得以運作。

其一是由構成脊椎腰部部分的「腰椎」所組成的關節。

另一個是位於骨盆中央的薦骨與其左右骼骨間的「骶骼關節」。

我們人類的腰，就是靠著這兩組關節相互協調連動，才能夠如緩衝墊一般減緩身體重量及來自地面的衝擊力，維持正常運作。

假如一個人養成長時間維持前傾坐姿的習慣，其腰椎及骶髂關節的協調性就會變差。

我們在序章有提過，若將身體構造比喻為「建築物」，位於骨盆上的骶髂關節相當於「地基」，而其上方的腰椎則相當於「梁柱」。

我們絕對不能小看這個結構崩壞的嚴重性。

尤其因為骶髂關節是容易出問題的關節，因此需要特別留意。

骶髂關節不管前後左右，都只能移動數毫米。

多虧了這個微小的可動範圍，骶髂關節得以盡到緩衝功能，並在全身如齒輪般連動運作的關節中，扮演「運轉核心」的角色。

不過，**正因為關節可動範圍狹窄，骶髂關節也特別容易卡死。**

習慣長時間維持前傾坐姿的話，位於腰部至背部的肌肉（豎脊肌）會持續呈現緊繃狀態，與此肌肉相連的薦骨也會移位，使骨盆呈現倒臥狀態，導致惡性循環。

最後**骶髂關節將變得無法動彈，平衡負重及吸收衝擊等功能性也大幅降低。**

腰部關節的構造

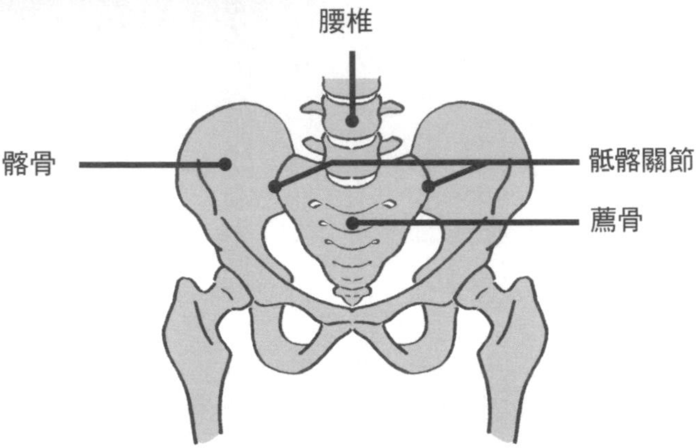

骶髂關節位於骨盆中央的薦骨和左右兩側的髂骨之間，
它是全身如齒輪般連動運作的關節「運作核心」。

這麼一來，腰部周邊的肌肉與椎間盤等組織也會受影響。

腰部周邊的肌肉、肌腱、韌帶等組織僵化，並阻礙血液流動及神經傳導。

椎間盤會代替骶髂關節功能，負責緩衝部分體重負擔及來自地面的衝擊，最終連椎間盤也出現疲乏。

腰部關節疲勞就這樣惡化下去，疼痛也會持續增加。

現在日本據說有多達八成的人有骶髂關節問題。

我所負責的腰痛患者中，幾乎所有人都出現骶髂關節功能不全或功能低下的問題。

而骶骼關節的好搭檔，作為人體「梁柱」存在的腰椎，是由五塊椎骨構成。包含腰椎在內的脊椎骨整體，本來會形成一個平緩的「S型彎曲」。與骶骼關節相同，脊椎的這個S型彎曲，也有緩衝體重、重力負擔以及地面衝擊的效果。

但是，一旦養成了無意識前傾的習慣，脊椎的S型彎曲就會漸漸變形。

構成腰部的腰椎至上方的胸椎關節下半部，原本應該呈現一個向後微彎的弧形，**前傾姿勢會造成這個弧形消失，腰椎呈現幾乎筆直的形狀**。

另外，腰椎與胸椎的柔軟性也會大幅下降。

一旦演變至此，腰部周邊的肌肉、椎間盤就必須承受多餘負擔，造成疲勞或疼痛惡化。

最初只是肌肉、筋膜性腰痛（腰部肌肉疼痛）等級的問題，一旦症狀演變為慢性化，多數情況下都會直接對椎間盤造成影響。

其中最具代表性的疾病就是椎間盤突出，各位應該都有聽過吧？

膝部關節——不提高伸展頻率就會壞掉

世界上應該很多人以為「膝蓋只有一個關節」，不過其實膝蓋是由兩個關節組成的。

其一是大腿骨（股骨）和小腿骨（脛骨）構成的「脛股關節」。

另一個是膝蓋骨（髕骨）和股骨構成的「髕股關節」。

現代人多有某種習慣，會**誘發這些膝關節出現疲勞**、不易動彈、疼痛等問題。

只要一秒就可以確認你是否也有這個習慣，我們來試試吧。

請將你現在正閱讀著本書的視線向下移動，檢查一下自己的膝蓋現在是什麼狀態。

膝蓋關節的構造

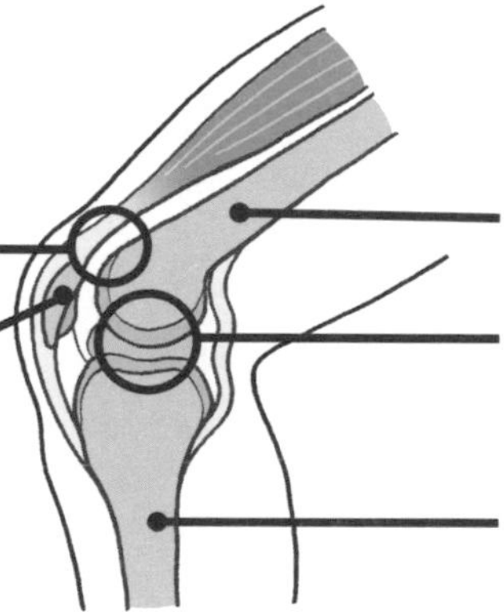

膝蓋由「脛股關節」和「髕股關節」兩種關節組成。

好，確認完了。

你的膝蓋是什麼狀態呢？

大概百分之九十五以上的人膝蓋都呈現某種程度的彎曲吧？

也就是說，我們平常都「彎著膝蓋不伸直」。

我們不管在坐著、睡覺，甚至是走路，都會不自覺彎曲膝蓋。

而且我們不只不斷做出「彎曲膝蓋」的動作，工作時還會長時間維持這種姿勢。

膝蓋骨上方連接著大腿肌肉延伸出的肌腱（股直肌肌腱），通過膝蓋骨上方之後，這條肌腱會成為韌帶（髕骨韌帶），連結、固定住膝蓋骨與小腿骨。

如果我們經常維持彎曲膝蓋的姿勢，就會不斷拉緊「股直肌——股直肌肌腱——髕骨韌帶連成的結構」，髕骨會被往內側推擠，髕股關節間的空間也變得狹窄。

因此關節當然會出現可動範圍縮小與疼痛問題，也會漸漸僵化。

另外脛股關節也會出現問題。

彎曲膝蓋會讓**髕骨朝外，因此容易導致O型腿**，身體重心會被持續轉移到膝蓋內側後方，對膝關節造成相當大的負擔。這會加快大腿及小腿骨軟骨及半月板內側的磨耗速度。

肩部關節——肩膀位置前傾的「圓肩」是一大問題

以肩膀僵硬和四十肩、五十肩為代表的肩部關節疲勞問題中，幾乎所有案例都是先出現頸椎僵直狀況，而後衍生出「圓肩」，才導致肩關節問題。

圓肩指的是肩膀位置挪向前方的狀態。

不得不說，與頸椎僵硬問題相同，我們「正在以容易形成圓肩的方式生活」。

肩膀關節的構造

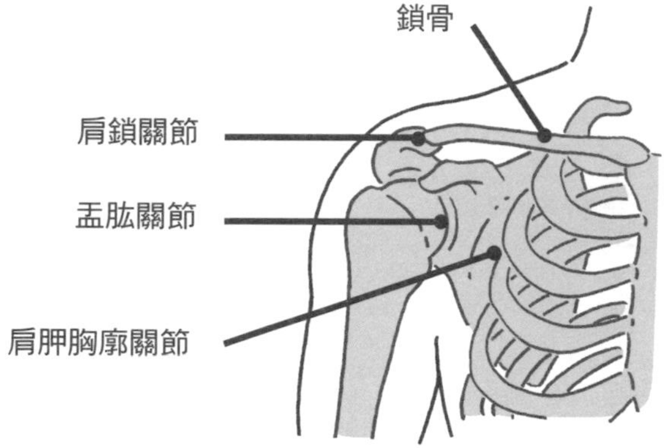

從正面（腹部朝前）觀看肩膀周邊的圖。
肩膀有多個小卻重要的關節，它們密切的共同運作著。

不管要工作或做家事，只要是用到手的工作，我們幾乎都是將手臂向前伸出進行的。

因此正常姿勢下，肩峰中央部分應該位於耳朵下方，但因為我們的動作習慣，導致了身體呈現「肩膀位置往前移動」、「肩膀往內縮」的圓肩姿勢。

肩膀一旦變為圓肩狀態，「肩膀橫軸的線條」就會大幅變形。

「肩膀橫軸的線條」指的是從肩峰的中央部分，通過肩膀正中心連接至頸部形成的連線。

這個橫軸線原本應該幾乎與身體呈

水平，卻會變成向斜前方延伸。

順帶一提，從解剖學來看，肩關節不只有一個。

大多數人所想像的「肩關節」，是肩胛骨的凹槽部分（關節盂）跟上臂骨，也就是肱骨前端的圓形部分（肱骨上端）兩者相互嵌合所構成的關節（盂肱關節）。

此關節因為呈現這種特殊形狀（球窩關節），因此能往各個方向移動，一般認為是「可動範圍最大的關節」。

不過肩部還有多個尺寸較小但相當重要的關節緊鄰著此關節，並與之密切連動。

肩膀橫軸的連線一旦變形，關節、周邊肌肉、肌腱、韌帶，以及關節間的連動都會失去平衡。

這麼一來，承受過多負擔的組織便會出現問題，造成肩膀周邊移動困難、疼痛、緊繃及僵硬狀況，並演變成折磨人的關節疲勞。

肘部關節——因過度使用滑鼠急速增加的病症是？

有一種病症與手肘周邊疲勞有關係，並且近年來病患數急速上升。

這種病症稱作「肱骨外上髁炎」（網球肘），在手掌向上時，位於手肘外側部分的肌肉、肌腱會出現疼痛症狀。

因為這是肌肉、肌腱的疾病，基本上不代表關節和骨頭有異狀。不過實際上，現**在有非常多人受手肘外側的疲勞、沉重無力感、疼痛所苦**。

因此本書雖是以「關節」為主軸，還是討論一下這個問題。

手肘外側出現不適症狀的原因，是反覆進行翻轉手腕，以及將下臂外翻的動作所導致的。

這個動作會動用到手腕到手肘間的數條肌肉，而這些肌肉全都集中在手肘外側。

更明確一點的說，這些肌肉的前端會形成肌腱，而它們都緊黏在肘部到肩膀骨骼

（肱骨）的手肘外側部分。

如果多次反覆做出翻轉手腕或將下臂外翻等動作，會使這些肌肉長期處於收縮狀態，連接骨骼的部分就會因過度緊繃而受損，引起發炎。

這就是造成肘部外側出現惱人疲憊感、沉重無力、疼痛感的物理性原因。

一旦得到這個疾病，患者會感覺到日常生活裡的許多場合都相當痛苦。

例如擰乾毛巾、轉動門把、水龍頭、寶特瓶蓋、開瓶的時候、操作電腦滑鼠的時候等，手肘在各式各樣的情況下都可能感到痛楚。

尤其上班族每天都在操作電腦滑鼠。

這個動作正是導致肱骨外上髁炎患者急速增加的原因。

藉由伸展讓累積疲勞的關節回復最佳狀態

我瞭解各位越累越懶得運動身體的心情。

不過，要消除惱人的身體疲勞、打造不會感到疲勞的身體，就絕不能「因為很累所以不想動」。

我想大聲告訴各位：**「對抗慢性疲勞，最有效的是運動關節，也就是實踐關節伸展」**。

讀到這裡的你，應該可以瞭解其原因了吧？

如果不動，可動範圍已經縮小的關節會更加僵硬，周邊的肌肉也會發生僵直等問題。

接著必然的，連接肌肉與骨骼的肌腱部分，以及連接著骨骼和骨骼、安定關節的韌帶等組織也會一併衰退。

最終可動範圍漸漸限縮的關節會更加動彈不得，關節的疲勞度也會不斷提高。

另外，由於「關節無法動彈等於身體無法動彈」，肌肉機能下降等問題會造成血液循環、神經傳導變差，此狀況又將導致疲勞和疼痛更加嚴重。

而且一直不運動身體，還會因為肉體幾乎沒感到疲勞，導致睡眠品質低落。

如此一來自律神經的平衡被破壞，血液循環漸漸惡化，**「現代的慢性疲勞問題」便緊黏著身體不放**。

在這個時代，不管在工作或休息，我們運動身體的機會都越來越少。文明進步之後，人類靠轎車或火車移動、在網路上購物，就連工作似乎也只要坐著，靠電腦運作就可以不費吹灰之力完成。

諷刺的是，正因如此，才使關節出現問題，導致慢性疲勞發生。不過就算這樣，我們也不可能大幅改變社會結構，光是要活在現在這個時代就已經無暇他顧了，因此只能有效率的解決可說是問題根源的關節問題。

從這點來看，能合理針對疲勞發生機制處理關節問題的關節伸展，就是個強力的武器。

這個關節養護法能讓有問題的關節回復最佳狀態，可說是最好的疲勞消除法。

我在下一頁，準備了能夠檢測「頸、腰、膝、肩、肘部關節疲勞度」的測驗。建議測驗出來有問題部位比較多的人，要盡量積極的進行關節伸展。

測試關節疲勞程度的
自主檢查測驗

以站立姿勢檢查

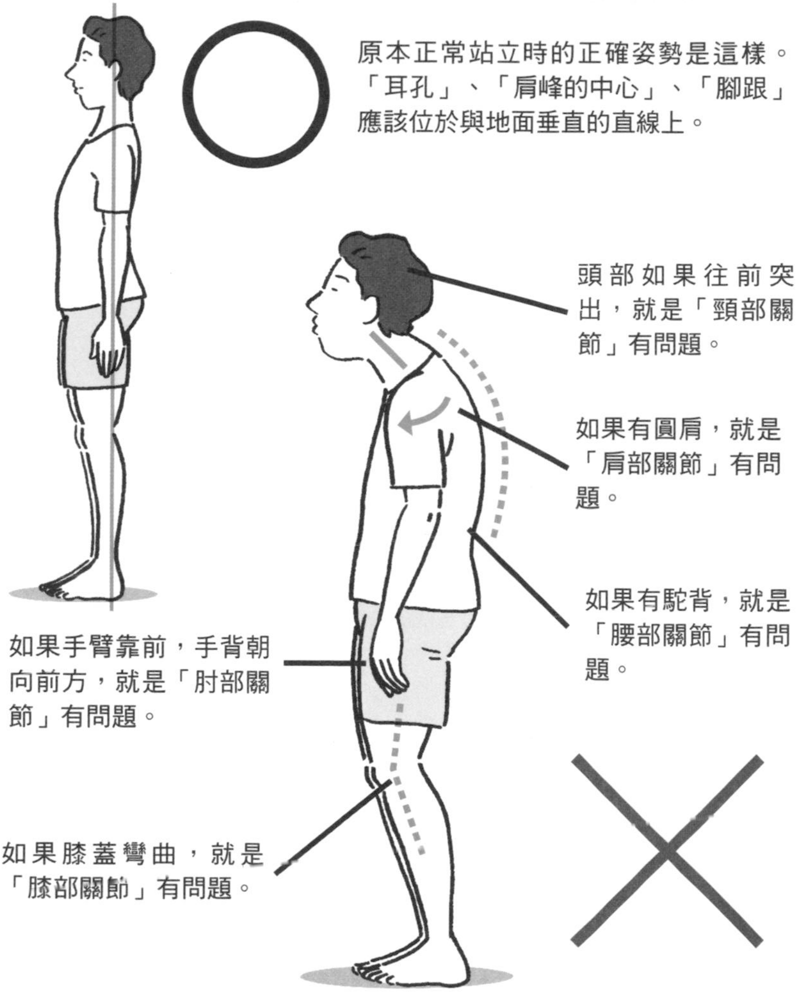

原本正常站立時的正確姿勢是這樣。「耳孔」、「肩峰的中心」、「腳跟」應該位於與地面垂直的直線上。
如果手臂靠前，手背朝向前方，就是「肘部關節」有問題。
如果膝蓋彎曲，就是「膝部關節」有問題。

轉動頸部檢查

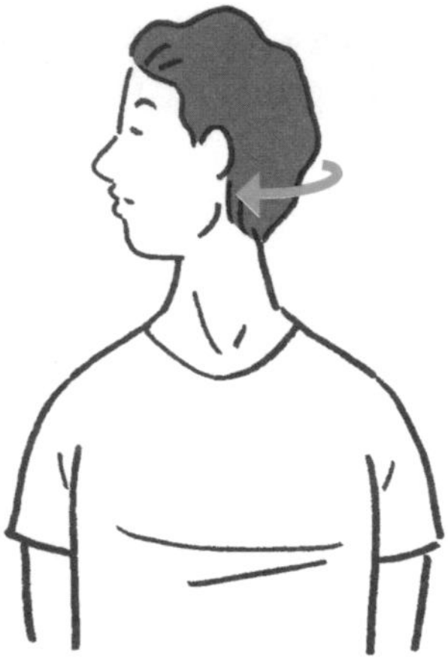

坐在椅子上，保持上半身朝前的姿勢。
保持肩膀位置不移動，將頭部左右轉動看向後方（眼睛可以移動）。
「左右兩邊都能夠看見後方170度左右（幾乎正後方）」或「左右兩邊都能夠讓頭、頸部轉動90度左右」就沒有問題。無法做到的話，就是「頸部關節」有問題。

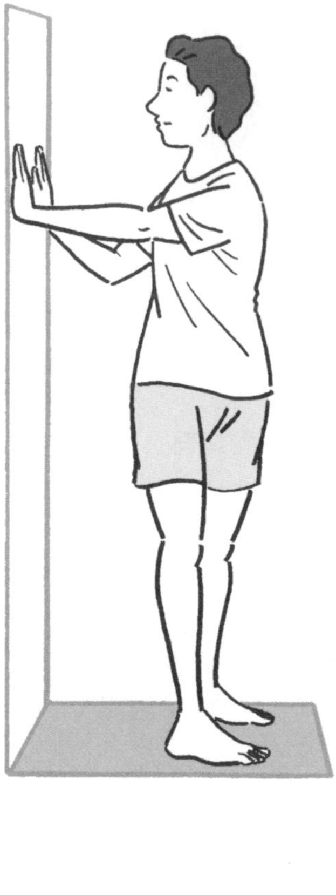

轉動上半身檢查

背對牆壁，站在離牆30公分左右的位置，張開兩腳與肩同寬。
一邊注意不要移動下半身，一邊左右轉動上半身。

如果左右兩邊都能用兩手碰到後方牆壁，就沒有問題。
無法做到的話，就是「腰部關節（腰椎至胸椎）」有問題。

第 1 章總整理

▶ 不應該依賴按摩與重訓。慢性疲勞的元兇不是靠這些就能處理的！

▶ 「容易疲勞」、「無法消除疲憊感」的根本原因是生鏽僵化的關節

▶ 如果忽視關節疲勞不做好護理，就會導致「身體不適的連鎖反應」

▶ 應該注意的關節是「頸」、「腰」、「膝」、「肩」、「肘」這五個！

▶ 就算累也不能完全不動，必須用有效率的、合理的方式讓關節恢復最佳狀態

第 2 章

在「工作時間」將疲勞降到最低的伸展法

能在工作時進行的終極疲勞消除法

只需一分鐘！最適合忙碌上班族

一起來實際嘗試終極的對抗疲勞方式，「關節伸展」吧！

首先，我要先介紹六種可以在工作或做家事時進行，且能將身體疲勞降至最低的伸展法。

每一種伸展都只需要花一至三分鐘左右。

雖然都是很簡單的伸展動作，忙碌的上班族也能輕鬆完成，但它們能對造成疲勞的根本原因——關節問題——產生直接作用。

也有不少人實際伸展後就馬上感受到成效。快速收穫成效的關鍵在於進行伸展時要做到能感覺關節「痠疼爽快」的程度，並盡量不要讓身體使力，放輕鬆進行伸展。

你不用一開始就執著於必須一次做完六種伸展，把難度拉得太高。先挑一到兩項伸展開始進行就好。

等身體慢慢習慣運動關節的感覺後，再一點一點增加伸展種類即可。

在選擇要先進行的伸展類別時，請先針對前一章自主檢查測驗中測出有問題的部位，選擇能處理該部位關節疲勞的伸展法吧。

或者你也可以將所有伸展都試著做一次，並**從讓你覺得「很難做到」的伸展開始進行。**這種「很難做到」的感受，正表示伸展對僵化關節產生了矯正作用。

過去在工作時只能不斷累積疲勞的人，只要能藉由關節伸展鬆動關節，稍微擴大關節的可動範圍，就能使累積的疲勞降至最低。

這麼一來，**也就能一口氣提升白天的工作表現了。**

讓關節機制合理、有效率運作的簡易伸展法

【基本伸展①】面壁海豹式伸展

想推薦各位在工作時間做的基本伸展法總共有兩種。
其中之一即是「面壁海豹式伸展」。

長時間在辦公室工作，身體會不知不覺呈現前傾姿勢。總是面對電腦工作的人尤其嚴重，另外，駕車時間長的人，或身體經常前傾進行裝卸貨工作者也有相同問題。

我們如果平常就有這種前傾習慣，位於腰部的腰椎會習慣「將身體重量放在前

方」，也就是「身體重心落在前方」。

面壁海豹式伸展能藉由做出與前傾姿勢正好相反的動作，為身體帶來相當大的幫助。

此伸展法尤其具有將因為前傾姿勢而向前彎曲的腰椎向後拉的效果。

長期進行這個伸展運動的話，除了腰椎之外，脊椎整體也能恢復為原本的弧形構造。另外，這樣的運動也能培養腰椎柔軟性，改掉身體重心向前的壞習慣。最終身體自然會形成理想的負重平衡，也就是「重心偏後」的姿勢，也能塑造出非常不容易感到疲累的身體。

另外，由於以上的加乘效果，過去總是加諸在前方的重量會被身體妥善分散掉，因此也能預防椎間盤突出。

而且這個伸展對腰部和背部肌肉也有相當大的好處。

長期維持前傾姿勢的話，橫跨腰部及背部的豎脊肌會持續被拉緊，強制形成過度

基本伸展①面壁海豹式伸展

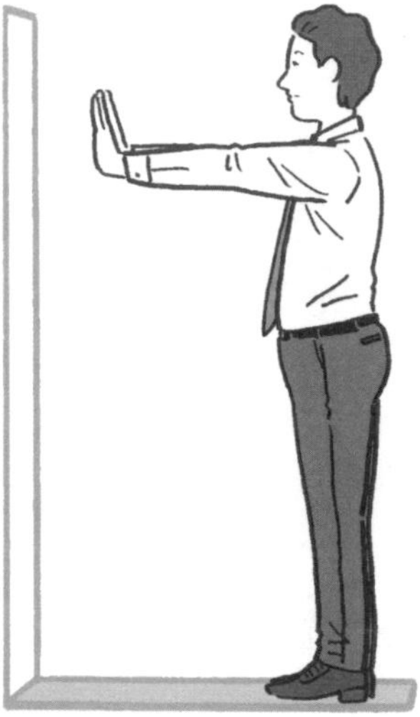

1

雙臂舉起
面向牆壁站立

將左右兩臂垂直舉起，站立於手掌與牆壁距離約20公分的位置，雙腳張開與肩同寬。

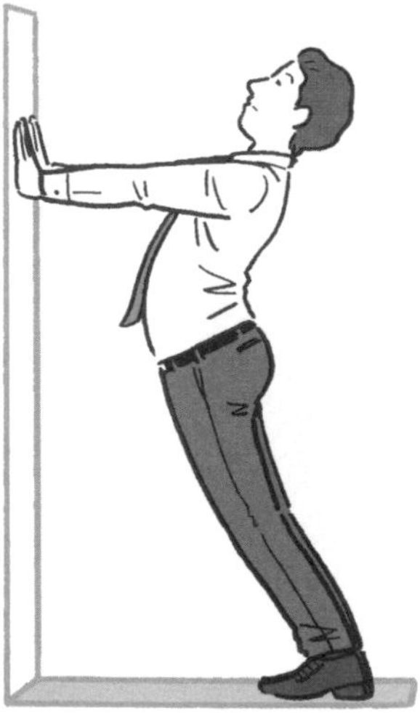

2

雙手撐牆
將全身彎曲

保持手肘直伸，將手掌撐在牆壁上。一邊維持雙腳位置不動，一邊大幅度彎曲腰部至下背部範圍。維持此姿勢15秒。1天大概進行2～3次。

緊繃狀態。由於這條肌肉的下端連接著腰部的薦骨，維持前傾姿勢也會造成腰部周邊肌肉僵直，導致腰部肌肉疼痛（下背肌筋膜疼痛）。

不過只要進行面壁海豹式伸展，豎脊肌就會因為「與平時相反的刺激」而得以放鬆。

因此，此伸展法對於輕度腰部無力感、緊繃、肌肉疼痛都有絕佳功效。只要進行此項伸展，身體就能感到輕鬆不少。

此伸展原本是要平躺在地板上進行（我在第三章會介紹休息時間的「海豹式伸展」）。我將原本的伸展法調整過後，保留原本的優秀功效，改成了「面壁海豹式伸展」這種只要有牆壁，不管何時何地都能進行的伸展法。

【基本伸展②】擴肩伸展

另一個工作時間可以做的基本伸展則是「擴肩伸展」。

此動作伸展幅度雖然不像剛剛的「面壁海豹式伸展」那麼大，但也能使身體彎曲。

而且，它還有另外兩個厲害的功效。

其一是能鬆動僵硬的腰椎與胸椎關節。腰椎關節最上方（第一腰椎）和胸椎關節最下方（第十二胸椎）連接部分稱為「胸腰椎連接處」。

事實上，在職場上有許多人會呈現「不良前傾姿勢」，即脊椎從胸腰椎連接處開始呈現彎折的姿勢。

從事辦公室工作或駕車職業者、美容師、廚師、護理師、幼教老師、看護人員等尤其容易出現此種不良姿勢。

此伸展能鬆動胸腰椎關節，因此從事這些職業的人，以及為腰、背部疲勞感所苦的人，都很適合做這個擴肩伸展。

另外，此伸展的第二個功效是能夠解決及預防肩部周邊容易出現的問題。

這是因為進行此伸展時必須大幅度展開雙肩，所以能夠有效矯正因前傾姿勢所造成的「圓肩」問題。

基本伸展②擴肩伸展

1

背向桌子站立
雙手於背後交握

背向桌子，直立於距離桌緣20公分左右的位置，雙腳張開與肩同寬。將雙手交握於背後，並將交握的手放在桌面上。

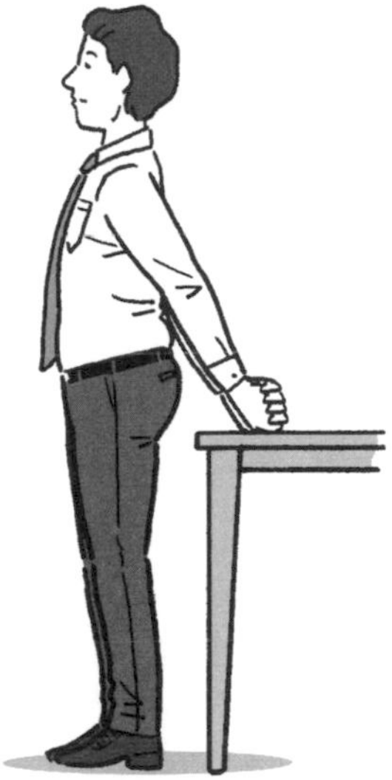

2

彎曲膝蓋
身體向下蹲低

手肘伸直，盡量一邊保持放置於桌面的雙手位置不動，一邊彎曲膝蓋向下蹲低。保持背部中心至上背向後彎，雙肩大幅度擴展的姿勢15秒。1天大概進行2～3次。

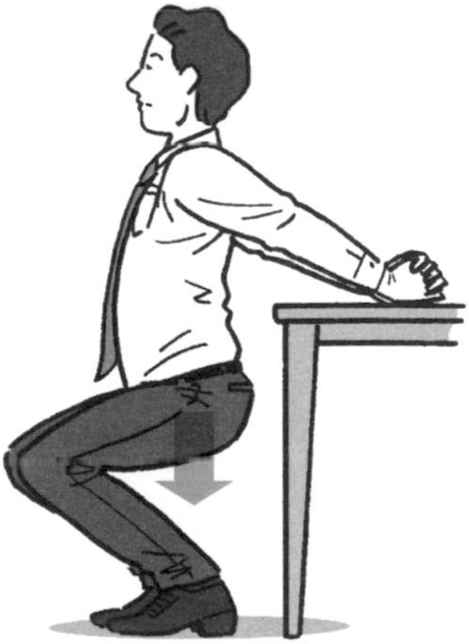

如果有圓肩問題，肩膀周圍的許多關節、肌肉、肌腱、韌帶都會受其影響，出現問題，各部位的連動性也會下降。

這些狀況與四十肩、五十肩導致的手臂運動困難，及肩膀周圍肌肉僵直、緊繃、收縮等造成的沉重無力感和疼痛感皆息息相關。

此伸展能矯正造成這些身體異狀與疲勞的根源所在，讓肩膀及手臂得以輕鬆運動。

3【緩解全身疲勞】骶髂關節按壓

我在第一章說過，骶髂關節是全身關節的「運轉核心」。

但是，它的可動範圍只有數毫米，是非常容易出狀況的關節。也可以說，它是一個只要輕忽保養，就容易導致全身疲勞問題的關節。

因此我們應該盡量避免讓骶髂關節的性能下降。

我希望各位不管在工作時間或休息時間都能夠注意骶髂關節保養——我因此準備

了「骶髂關節按壓」這個秘技。

事實上，我到數年前為止都只有在「可以躺著進行的保養法」中介紹過骶髂關節的保養方式。

躺在床上進行的這項伸展也是確實有效的關節保養方式，因此我會在第三章將該伸展法（「腰部網球伸展」）介紹給各位，讓大家可以在休息時間進行。

各位可以把骶髂關節按壓想像成腰部網球伸展的改良版。

此伸展亦能夠舒緩容易僵化的骶髂關節。

在休息時間進行腰部網球伸展，是為了在家中完全消除骶髂關節累積的疲勞。

而在工作時間進行骶髂關節按壓，則是為了避免工作時骶髂關節累積疲勞。

請掌握好兩者差異，好好善用它們來解決全身的疲勞吧。

如果你已經有腰痛問題，可以試著在工作中感受到不舒服時，就馬上進行這個伸

緩解全身疲勞的骶髂關節按壓

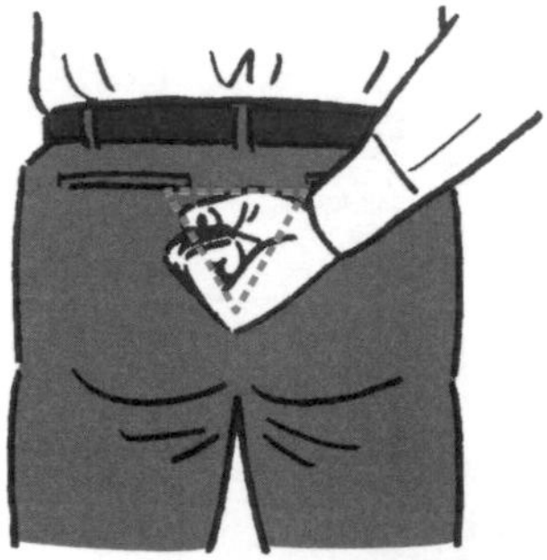

1

確認骶髂關節位置

手握拳抵在臀溝上方突出部分（尾椎）。將手握拳的位置想像成倒立正三角形最下方的角，找出三角形上方兩角位置。這兩個角的位置，即為骶髂關節所在處。

2

以手掌按壓骶髂關節

將其中一側手掌根部放置於同側骶髂關節位置。一邊注意保持手部位置不動，一邊將與手同側的腳放上置於後方的椅子上，以45度左右斜角用力按壓骶髂關節。維持此姿勢10～20秒。另一邊也以同樣方式按壓。每日進行次數無限制，感到疲憊時進行即可。

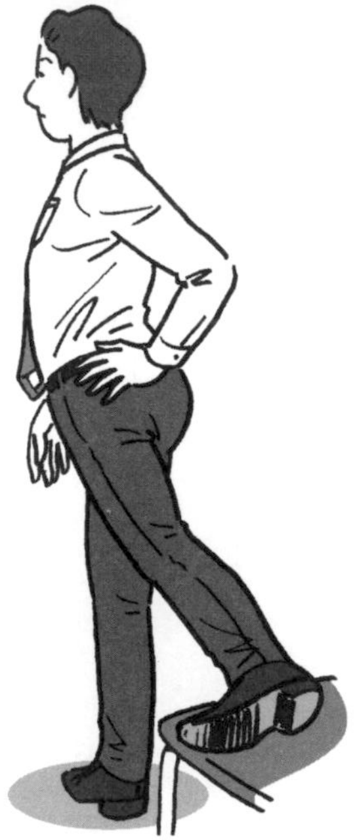

展法。

只要施加以感覺「稍微有點痛」的刺激力度，即能有效緩解疼痛狀況。

如果覺得「工作時很忙，不太可能左右兩側都做伸展」的話，只伸展左右其中一側也沒關係。

因為不管是哪一種腰痛，剛開始一定都是從左右兩邊中的某一側開始出現的。

如果兩側都有疼痛感，在工作時無法橫躺的狀況下，請先針對「疼痛比較強烈那一側」進行骶髂關節按壓，回家後再好好保養兩側關節吧。

3 【緩解手腕疲勞】手肘外側伸展

「手肘外側伸展」能幫你伸展手掌上翻時位於手肘外側的肌肉和肌腱。

操作電腦滑鼠會造成此部位長期處於緊繃、收縮狀態，使此部位出現疲勞、疼痛的狀況。

一起用力伸展此處，讓肌肉滿血復活吧。

工作時必須使用電腦的人，每天都會過度使用這個部位的肌肉及肌腱。

如果太小看此部位受到的損傷，長期累積後即使在靜止不動的情況下，不適感還是會擴及手肘及肩部。所以最好還是盡早細心護理肘部，清除這些損傷。

不過，有些人的生活習慣會導致肘部肌肉、肌腱不只在上班時間，就連休息時也過分操勞。

其中最具代表性的就是以網球作為休閒運動的人，以及愛用鐵製沉重炒鍋做料理的人。

打網球反手擊球，或舉起、擺動沉重炒鍋時，這個部位都必須非常用力。

雖然使用電腦的時候也是一樣，不過人越是專注於要迅速移動肢體，越不會意識到要保護肌肉與肌腱。請特別注意。

相反的，從事高爾夫球或軟式棒球等運動者，經常出現的問題則是手肘的相反側，也就是手掌朝上時手肘的內側有疲勞、疼痛狀況。

這是因為他們反覆做出將手腕扭向手掌側，或將下臂往內側扭轉的動作。

緩解手腕疲勞的手肘外側伸展

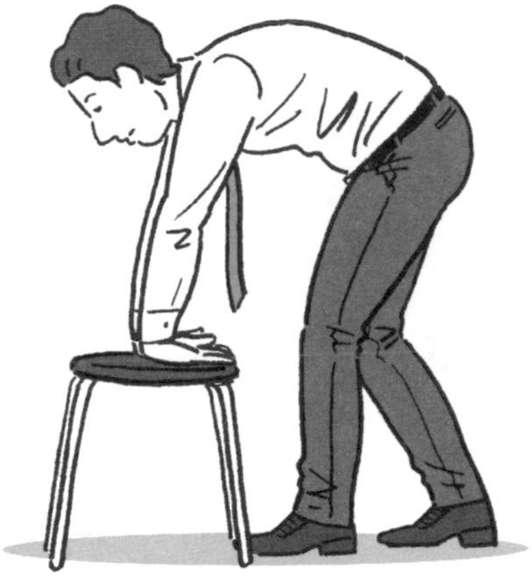

1

將手背置於椅面或桌子上

保持手肘直伸的狀態，將兩手的整個手背緊貼在椅面或桌子上。

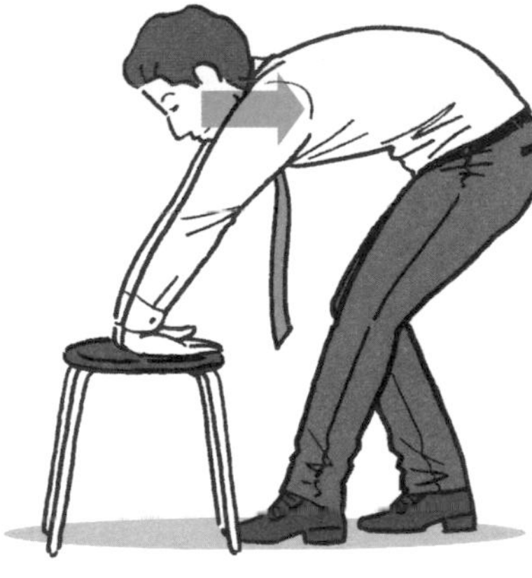

2

伸展手肘前側部分

一面注意保持手背位置不動，一面將身體稍微往後方移動，使手肘前側部分（即手掌向上時，位於肘部外側之部分）被拉伸，維持此狀態15～30秒。每日進行次數無限制，感到手臂疲勞時進行即可。

有此種狀況的人，只要將這個伸展稍作調整，改為「手肘內側伸展」就能有效解決問題。

調整方式很簡單。

將手放上椅面時，一樣讓指尖朝向自己的身體，不過不是用手背，而是改為將整個「手掌」放上椅面。接著一樣讓身體向後移動即可。

【緩解下半身疲勞】擺腳伸展

這是將腳往前後大幅擺動的伸展法。它可以利用足部的重量及離心力達到消除疲勞的效果。

「擺腳伸展」的作用之一是矯正腰椎的不自然平衡。

這樣擺動足部，腰部必然會反覆做出彎折及拱起的動作。這個動作可以改正「腰椎的不自然平衡」，此問題是造成下半身疲勞的一大主因。

另外，持續將足部像鐘擺一樣大幅度擺動，可以同時讓大腿根部的前後側都得到適當伸展。

足部向前方擺動時，可以拉伸到整個臀部。

向後方擺動時，擺動的那隻腳，其鼠蹊部至肚臍高度範圍也都可以伸展開來。

此伸展法就是依循上述原理來緩解身體疲勞。它也能改善臀部、鼠蹊部到腳尖的血液循環。

久坐椅子的人由於下肢受椅面壓迫及足部缺乏運動，容易出現下半身血液循環不良的狀況。

但是，此伸展法能促進血液循環，藉此提高身體回收乳酸、老廢物質、疼痛物質的效率，因此它能有效減輕下半身疲勞、無力感、緊繃、僵硬、疼痛問題。

伸展大腿根部前後側，能使遍布於臀部的神經，以及又粗又長、一路蔓延至腳尖的下半身兩大神經（坐骨神經、股神經）從坐姿造成的壓迫中獲得解放。因此它也有

緩解下半身疲勞的擺腳伸展

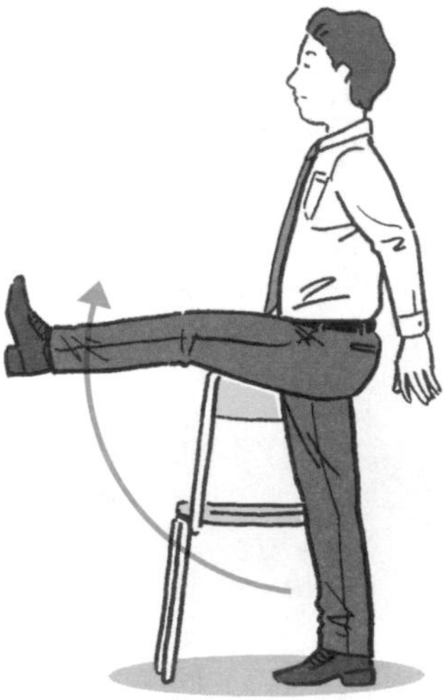

1

將單腳大幅度往前方擺動

將較疲勞側的腳往前方大幅度踢高。注意擺動的腳盡量不出力，且膝蓋不要彎曲。將另一側的手放在椅子或桌子上，能避免身體失去平衡跌倒。

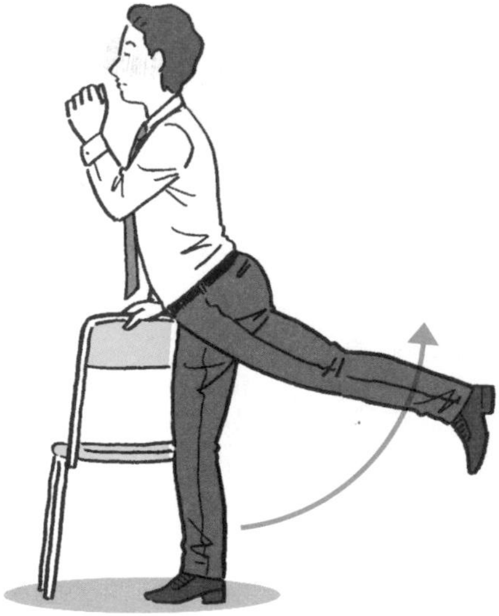

2

同一腳向後方大幅度擺動

將剛剛往前方上踢的腳往後方擺動。跟①一樣，擺動中的腳不出力，膝蓋不要彎曲。一面注意上半身不要做出前傾姿勢，一面反覆進行30～40次前後擺腳動作。另一腳亦以相同方式做伸展。每日進行次數無限制，感到腰部或雙腳疲勞時進行即可。只有單側腳感到疲勞時，只做一邊也可以。

助於擊退下半身疲勞問題。

3【緩解上半身疲勞】縮下顎伸展

我有提過頸椎僵直指的是原本有弧度的頸椎（頸部骨骼）被拉直的狀況。如果要說明頸椎拉直的順序，最開始是下部頸椎部分（第五頸椎、第六頸椎、第七頸椎）會開始呈現朝前的直線型構造，接著頸椎整體漸漸失去原有弧度。

利用「縮下顎伸展」強行推壓頸部，會對下部頸椎施加「往後移動的力量」。反覆進行間，第五、第六、第七頸椎會慢慢被推回後方，頸椎整體也會隨之回復到原有的弧度，可動性也會得到改善。

也就是說，縮下顎伸展是能夠合理以自身力量有效率的矯正頸椎僵直的方法，也能非常有效的解決、預防頸部僵硬和肩膀僵硬問題。

緩解上半身疲勞的縮下顎伸展

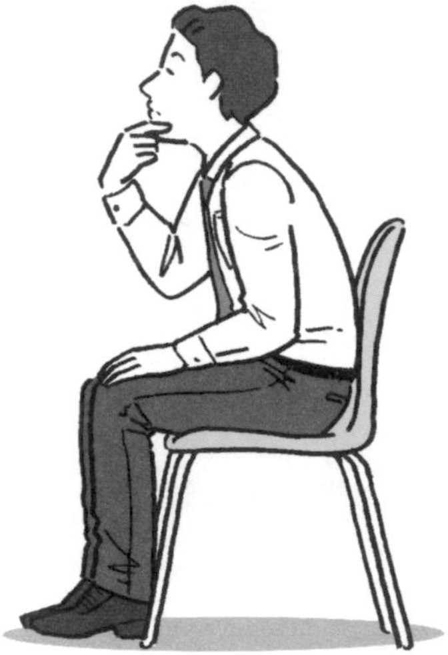

1

坐在椅子上將頭部向前伸出

將背部靠在椅背上坐著，將一隻手的拇指及食指置於下顎，盡量將頭部往前伸出。

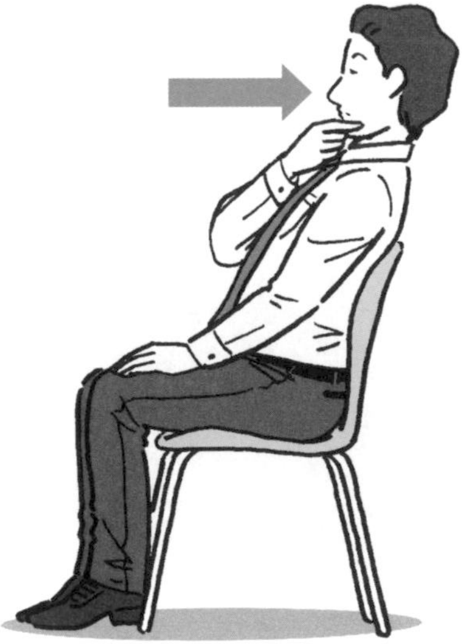

2

將下顎往後推

利用放在下顎的手指，將頭部以水平平移的方式向後推。①和②為一組，反覆進行2～3組。每日進行次數無限制，感到頸部或肩膀疲勞時進行即可。

另外，若放任頸部僵直持續對頸椎下部加諸過度負擔，使頸椎關節間空隙變小，也會造成頸部周遭神經受到壓迫。這些神經中包含會一路延伸至手臂、手部的主幹神經，當它們因為受壓變得緊繃，即會造成手臂至手部疲累、沉重無力、違和感、麻痺問題。

因此縮下顎伸展也有助於解決上述的手部疲勞問題。

此伸展法具備了這麼多優秀的功效，請各位務必積極實行。

頸部、肩膀等上半身疲累時當然要做，在工作空檔、搭乘大眾交通工具、開車等紅燈時也可以進行。

越是意識到要去做，此伸展越能以頸部、肩膀為中心，對上半身整體帶來消除疲勞的效果，讓你恢復精神。

襲擊關節的「辦公桌症候群」

⋃維持相同姿勢、相同動作也會造成心理問題

我們在這裡簡單回顧一次本書內容吧。

- 慢性疲勞＝不運動身體導致的疲勞
- 其根本原因在於「關節問題」
- 維持同樣姿勢或相同動作，關節會漸漸僵化
- 放任生鏽的關節不管，除了慢性疲勞外，該關節周邊組織還會出現僵硬、緊繃、沉重無力、疼痛狀況，不適感會擴散至全身

●頸椎僵化甚至會引起頭痛、目眩、煩躁、失眠問題

重點大概是上面幾項。

最後一項提及頭痛與失眠跟關節異常有關，可能會讓你覺得很意外。

不過其實不僅如此，頭痛失眠症狀惡化後，甚至出現憂鬱症狀的人也不在少數。

因此最近出現「低頭就會導致憂鬱」這種說法。

其實本診所也經常遇到自述出現這些症狀而來看診的患者，我們憑藉以關節伸展為中心的治療法，成功克服了這些問題。

這邊介紹其中尤具代表性的案例。

【四十多歲女性．歌手】

這位女性歌手長期活躍於電視節目及表演舞台上。

不知道是否因為她身處高壓的工作環境，或是受其敬業的性格影響，她從數年前開始出現憂鬱症狀。她說她因此開始服用醫院開立的抗憂鬱藥。

但是吃了三個月，症狀卻未見改善。醫師考慮到她有頸部疼痛症狀，建議她至腦神經外科就診，卻也檢查不出腦部異常。

據說最後，醫師決定先矯正「確切診斷出異常狀況」的頸椎僵直問題。於是我負責解決她的頸椎異常與頸部疼痛問題。

一般而言，從事歌手或主播等職業者，傾向於將嘴巴靠近麥克風，做出身體向前傾的姿勢。

這位歌手正是如此，也因此造成了頸椎僵直，導致頸部出現疼痛。

我馬上開始治療，在同時採用了本書提到的「縮下顎伸展」和「頸部網球伸展」（於第三章介紹）等自我護理法後，患者的復原狀況極佳。

頸椎僵直成功被矯正，據本人所述「頸部豁然變得輕鬆，只花了約兩個月疼痛就消失了」。

不僅如此，隨著頸部疼痛消退，「容易低落」、「情緒不安定」等憂鬱症狀也自然消失了。

這之後，我偶然遇到這位女性時，她笑著對我說：「我現在還有在做縮下顎伸展喔！」那個笑容如此耀眼，遠遠勝過於我第一次看見她的表情。

日本是有數據佐證的「久坐大國」

這位女性因為歌手的工作性質之故，「站立不動的時間很長」。不過一般來說，比起站著不動的人，應該有更多人是「坐著不動」的。因為這樣的生活型態，與疲勞以至憂鬱等各式各樣不適症狀有關，我將這些問題命名為「辦公桌症候群」，並呼籲大眾關注。這我在序章裡也有提過。

我們本來就坐得太久了。

根據美國在二〇一一年發表的調查結果，全世界二十個國家中，日本與沙烏地阿拉伯並列「坐著的時間」最長的國家（按：台灣是次長）。

日本人一天裡坐著不動的總時長統計之中位數是四百二十分鐘＝七小時。二十國

整天坐著的時間各國比較

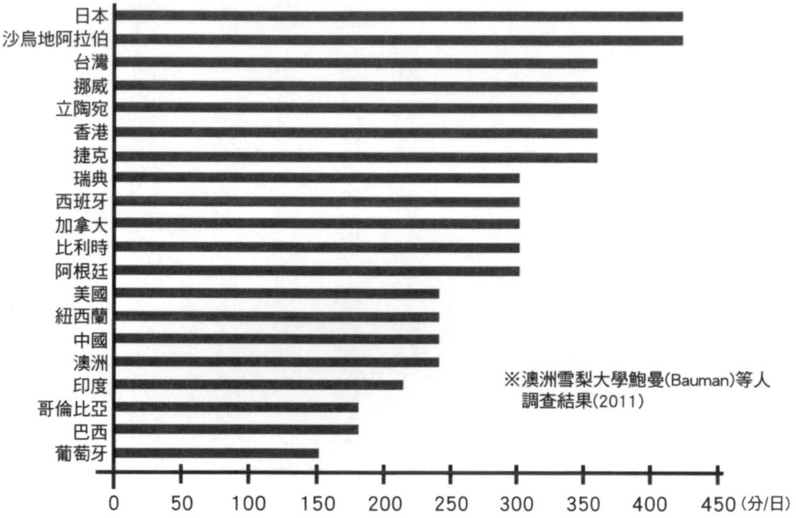

總計的中位數則是三百分鐘＝五小時，差異甚大。

不僅如此，根據這個調查，日本人在一天內最多居然可以坐上六百分鐘＝十小時。

此調查是在二〇〇二至二〇〇四年進行，以二十個國家的十八至六十五歲受訪者，總計五萬人的調查數據為基礎發表的，感覺可信度相當高。

在如此大規模的調查中得出這種結果，說日本是個「久坐大國」也不為過吧？

我創造了「辦公桌症候群」一詞來描述久坐對身體健康造成不良影響一事，而在外國也有相似的表現方式。

美國的《營養與營養學學會期刊》（*Journal of the Academy of Nutrition and Dietetics*）在二〇一二年刊登了〈久坐不動的生活是什麼?〉（What is sedentarism?）這篇文獻綜述。

這篇文章跟辦公桌症候群一樣，使用「sedentarism」（久坐不動的生活）這個「新造詞」來警告大眾，今後在職場和家庭中長時間坐著不動的人會不斷增加。

另外「久坐病」（sitting disease）一詞也開始出現了。

希望各位久坐大國的人民，能充分留意這個在全世界備受矚目的議題。

整天都坐著的人死亡率多出了百分之四十

國外經常發表有關辦公桌症候群的研究及調查結果。

其中與此議題高度相關且世界聞名的研究，即是瑞典腰痛研究權威阿爾夫．那切森（Alf Nachemson）所發表之研究。

其內容是在活人的第三腰椎與第四腰椎關節間的椎間盤直接插入電極，來測定不同姿勢會使椎間盤所受壓力產生什麼變化。

結果顯示，假設自然站立時椎間盤受到的壓力是一百，單純坐在椅子上就是一百四十，改為前傾坐姿後，壓力甚至達到一百八十五。

我們真的可以說，久坐會加重關節疲勞。

前傾坐姿不只會大幅提高椎間盤所受之壓力，如同前面提過的，更是使頸椎僵直惡化、造成骶髂關節僵硬的最大主因。

而且受壓持續提高的椎間盤本身不具有神經。即使你認為自己是「用跟往常無異的姿勢」舒服的坐在椅子上，實際上你的坐姿對關節的損害不斷在增加。

另外，一份由澳大利亞的雪梨大學所主導進行的調查持續追蹤該國四十五歲以上

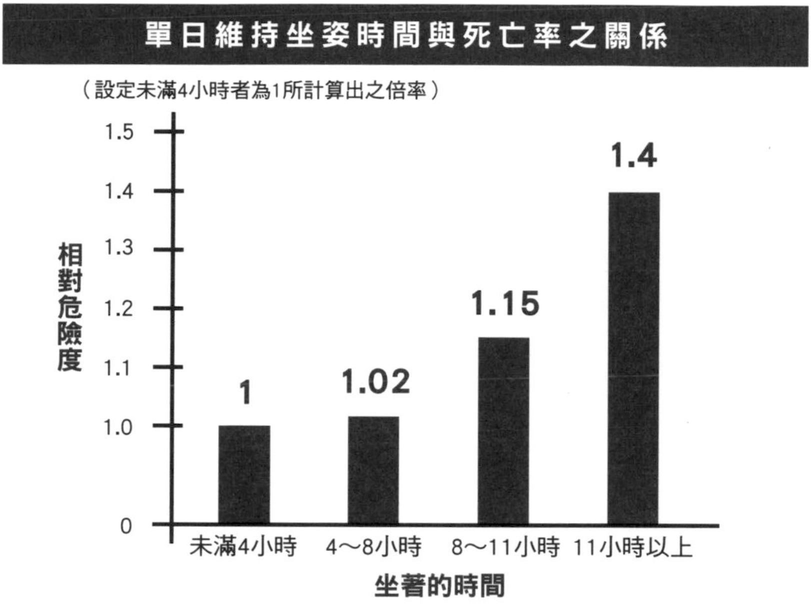

※出自澳大利亞雪梨大學范・德・普洛格(van der Ploeg)等人之調查結果（2012）

的男女共二十二萬人約三年後，發表了「單日維持坐姿時間」與死亡率的關係。

將「單日維持坐姿時間未滿四小時者」和「十一小時以上者」的死亡率數據拿來比較的話，可以發現後者的死亡率高出百分之四十。

也就是說調查結果顯示久坐時間越長，死亡率會越高。

不過我要先說明，我並不是平常就一直在關注這些調查數據資料。我所診療過的數萬、數十萬患者中，當然有些人的病症是數據能解釋的，也有許多所謂「教科書的理論」無法解決的案例。

即使如此，為了使大眾更加理解辦公桌症候群這個此後絕對也會繼續危害關節的大危機，我認為提出這些數據也是必要的手段之一。

久站也會導致辦公桌症候群？

看到「辦公桌症候群」一詞，可能有很多人誤以為「這是上班族才會遇到的問題」，這可是大錯特錯。

因為坐在辦公桌前工作的人「傾向於以身體前傾的不良姿勢坐在椅子上、長時間維持相同姿勢不運動關節」，為方便稱呼，我便使用了「辦公桌症候群」一詞。

實際上，除了坐在辦公桌前的人之外，還是有很多人的勞動狀態符合上述條件。例如下列人物。

計程車、公車、卡車等交通工具的駕駛員、公寓或停車場管理員、銀行或公共設施等處之窗口人員，以及美術館內的策展人、彩券行的販售員等。

就我平常個人觀察的結果，這些職業應該也是「維持坐姿時間很長」的工作。

另外，我認為**家庭主婦或退休的人，在白天做家事或進行休閒活動時也有長時間維持坐姿的傾向**。

假設一個人躺在沙發或地毯上，維持相同姿勢看電視，最終也會因為**關節沒有運動，而導致與辦公桌症候群幾乎相同的狀況**。

除此之外，有些人不會久坐，而是會「久站」，但大多數人在久站時應該也不會運動到關節。

如果你認為以上有任何一項描述符合你現在的生活型態，我希望你能瞭解自己的生活習慣和辦公桌症候群幾乎沒有兩樣，務必留意關節疲勞問題。

在工作場域打造抗疲勞體質的超級工作法

讓關節伸展效果倍增的「好習慣」

要遠離辦公桌症候群，堅定向疲勞訣別，我希望你首先著手進行「關節伸展」。

我有信心它會帶來相當確實的效果。

但是我也希望，你能夠慢慢改正日常生活裡一些會造成關節負擔的「壞習慣」。因為這些反覆做出的習慣動作就算單次來說對關節的負擔不大，長期累積起來也會形成龐大負擔。

毫無疑問的，只要能在日常生活中慢慢改掉這些平時常擺出的姿勢或反覆做出的習慣動作，就能大幅減輕它們對關節的損害。

而且我們要盡量同時養成對關節有益的「好習慣」、「良好的生活方式」。

如此一來不只能阻止疲勞繼續累積，還能確實提升關節伸展的效果。

也就是說，這些好習慣能使關節構造更容易恢復到正常狀態，並且也能夠讓消除、改善疲勞和疼痛的過程更加順利。

馬上來說明具體做法。

這些好習慣分為數個項目，你乍看之下可能會覺得有點麻煩，不過實際做看看就會發現，它們都非常簡單。

能掌控坐姿的人，也能掌控疲勞問題

若要攻克辦公桌症候群造成的疲勞以及其所衍伸出的慢性疲勞問題，最優先的課題即是要學會能保護關節的「坐姿」。

「能掌控坐姿的人，也能掌控疲勞問題。」

我是真心如此認為。

那麼以下按照順序，以淺顯易懂的方式為各位解說。

正常來說，我應該直接開始說明最理想的坐姿，不過在此之前，我們必須先做另一件事。

稍微檢視一下「你平常坐的椅子」吧。

我並不是叫各位「馬上去買一張新的辦公椅」。只要稍微調整一下，你就能把椅子變成對關節有益的「個人化座椅」。

你應該關注的重點有以下三項。

①椅面高度
②椅面材質

③椅背形狀

請把①椅面高度調整為當你將腰部貼著椅背坐下的時候，膝蓋與腳踝會呈九十度彎曲，兩腳腳掌可以平貼於地面的狀態。這個高度是最基本的椅面高度。

椅面如果太低，不管怎麼坐都容易出現前傾姿勢，除了容易對腰部造成負擔，膝蓋的彎曲角度也會變小。

除了關節負擔外，這些問題對於周邊肌肉、血液循環和神經傳導都有負面影響，更是造成下半身過度疲勞的主要原因，請務必注意。

另外，建議你在腳部感到特別疲累的時候，可以稍微調高椅面高度。這樣能使膝蓋的角度變大，讓腳呈現稍微向前方伸出的姿勢，疲憊的足部應該就會感到輕鬆一些。

關於②椅面材質，要注意的則是硬度。

椅面材質如果較堅硬，會增加臀部和大腿內側等接觸椅面的部位所受之壓迫，並可能導致下半身疲勞問題。

另外，如果椅面材質會讓你坐上去感覺冰冰冷冷的，也會有相同問題。因此在選坐椅時，要選擇椅面材質柔軟、不讓人感覺冰冷的椅子。或者可以在椅面鋪上較薄的軟墊、坐墊、毛巾等物來解決問題。

理想上，③椅背形狀應該呈現「與脊椎骨原有弧度相同的曲線」。因為腰椎本來就呈現稍微往後彎曲的弧形。

市面上有些椅子的椅背會在腰部位置做向前突出的設計，就是有考量到這一點而做的設計。

如果你平常使用的椅子原本就有這種設計，不必特別改造。

但如果你使用的是椅背平坦的椅子，請在背部與椅背中間放入軟墊或捲起的毛巾，讓腰部呈現些微弧度。

腰椎的弧度一般以第三腰椎為頂點，呈現稍微向後彎曲的形狀。因此若要放軟墊或毛巾捲，放置於此位置是最理想的。

第三腰椎大概在肚臍高度，將軟墊放在背後與肚臍同高的位置即可。

讓關節負擔降到最小的「最佳坐姿」

具體的最佳坐姿請參考下一頁插圖。

按照這個訣竅坐椅子，不只能將體重平均分散在位於「身體最後側」的脊椎上，還能避免身體不知不覺中做出前傾姿勢。

也就是說，這是對頸、腰、膝等關節都很友善的「最佳坐姿」。

但是，越是專心工作，這個坐姿就越容易變形，恢復成原本的前傾姿勢。

因此本書準備了數個在上班時間也可以馬上實行的關節伸展。

其中最有代表性的即是「縮下顎伸展」，就算坐在椅子上也可以直接做伸展。

只要在電腦開啟新軟體的空檔、更換處理文件的空檔等短暫空閒時間做一點伸展，就能夠降低關節疲勞的程度。

遠離疲勞的「最佳坐姿」

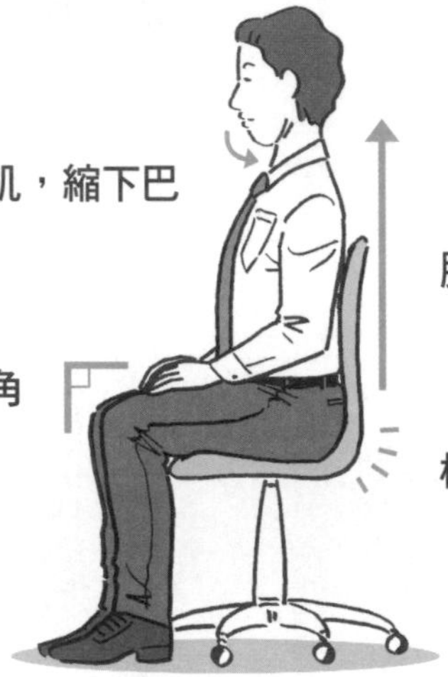
挺直背肌，縮下巴
腰部靠在椅背上
膝蓋幾乎呈直角
椅子要坐深

雖然效果沒那麼理想，不過你如果想要用更簡單的方式實行本章介紹的「擴肩伸展」，也可以做「簡易版擴肩伸展」，只要坐在椅子上就能完成。

將手臂繞過椅背左右兩側，在正後方交握，將胸窩部分往前挺出。接著只要挺起背部中央至上背部，將雙肩用力撐開即可。

只要這樣做，就能減輕容易因使用電腦而累積疲勞的胸腰椎連接處關節與肩膀關節所受的損傷。

當然理想上來說，最好每隔一小

時左右就離開座位，給關節休息的時間。

就算不是隔一個小時，也請養成在去洗手間等需要起身的時候「做完關節伸展再回座位」的習慣。

加班時建議跪坐在椅子上

很多時候自己雖然不願意，但遇到工作繁忙、必須要加班等狀況時，坐在位子上的時間就會再被拉長。此時就算保持前面介紹的「最佳坐姿」，還是容易使腰部、膝蓋、大腿關節處累積傷害。

也有不少人抱怨說：「都已經忙到要加班了，怎麼有時間做關節伸展？」、「沒辦法每隔一個小時就離開位子啦！」

在這種「緊急狀況」下，乾脆就跪坐在椅子上吧！

並且交替做出「跪坐」和「最佳坐姿」兩種姿勢。

事實上我們在跪坐時，位於腰椎骨骼間的椎間盤所受到的負擔，會比一般坐姿的時候來得更小。

我們之前就有提過，以正常站立時椎間盤所受之壓力為基準，單純坐在椅子上受壓就會提升一・四倍，再往前傾的話會變成一・八五倍。

相反的，如果是跪坐狀態，壓力會減輕至〇・八倍。

但就算是跪坐，如果身體往前傾就沒有意義了，因此請注意上半身應保持與「最佳坐姿」相同的狀態。

我想可能會有人想盤腿坐，不過我並不建議盤腿。

盤腿遠比起跪坐更容易使骨盆後傾，骨盆一旦後傾，後腰部及背部就必須大幅度向前彎，這會對椎間盤造成巨大負荷。

另外，在正常坐姿時，故意「抖腳」也是一個好方法。

抖腳既是能在坐著的同時運動大腿關節的有效方式，也有刺激小腿肌肉的作用。

因此我認為抖腳應有改善下半身血液循環不良的效果，也能有效避免下半身累積疲勞。

另外，也有實驗結果指出，在坐著的時候運動身體，對大腦會產生正面影響。

一間知名辦公室家具製造商曾推出一款「可以隨著身體的細微動作輕輕搖晃的椅子」，根據該製造商提供的資料，有六成的人在坐上這款椅子之後，腦波中象徵活躍思考和集中力的 β 波有所增加。另外有七成的人在坐上椅子後，腦波中象徵放鬆的 α 波增加了。

不管怎麼樣，毫無疑問的是，隨時注意「坐著的時候也要多少動一下身體」非常重要。

擺脫疲勞的「辦公桌配置四原則」

剛剛介紹了可以對抗疲勞的坐姿，不過辦公桌面也有幾個重點要注意。

如果辦公室裡有不用坐著的辦公桌，也就是可以站著工作的站立式辦公桌，可以積極使用它。

從避免造成關節疲勞的角度來看，就算用「最佳坐姿」工作，絕對還是不如站著工作來得好。

使用一般辦公桌的人，則先從整理電腦周遭環境開始吧。

①為了不要讓身體前傾，盡可能把桌子拉近
②盡量讓螢幕與臉部位置同高
③在身體外側使用滑鼠
④使用較大的鍵盤

以上就是避免關節疲勞產生的「辦公桌配置四原則」。

第①點當然是為避免身體前傾做出的配置，關於電腦的選擇上，我一直建議大家使用桌上型電腦而非筆記型電腦。

理由就跟第②點提到的一樣，使用桌上型電腦比較容易將螢幕調整到與臉幾乎相同的高度。

而且使用桌上型電腦的話，只要將螢幕設置於使視線幾乎呈現水平的高度後，往後就不用再注意螢幕高度了。

有特殊原因必須使用筆記型電腦工作的人，請花一點心思不要讓頸部做出低頭等不良姿勢，例如可以將電腦放置在有高度的平台上等等。

四項原則中的第③和第④點，則是預防肩關節出現「圓肩」問題，以及避免肩膀至手臂部分過度朝內旋轉的技巧。

除上述四點外，請注意保持**「肘部幾乎位於軀幹正側邊」的姿勢**。

另外在打字和操作滑鼠的時候，最好將手臂放在前方桌面，偶爾也可以讓手肘靠在椅子的扶手上，來減輕肩膀關節、手臂肌肉承受的負擔。

只要做好上述的萬全準備，就能夠確實且大幅度的改變每天累積的疲勞程度。

對關節有益的辦公桌周邊環境「重規劃」是什麼？

有一些生活中的壞習慣，可能會為脊椎骨帶來不良影響。你在工作時，是否經常做出只移動到單側身體的動作呢？舉例來說，你是否每天都常做從下方有滑輪的櫃子中（邊櫃）拿取或放置物品的動作呢？

假設回答是肯定的，你可以考慮將附滑輪的櫃子改放到另一側。

實際換位置之後，你一開始應該會覺得相當不自然。除了「大腦跟身體無意識間已經記住了邊櫃的位置」之外，另一個理由是因為你的脊椎已經僵化，變得不容易做出與平常姿勢相反的動作了。

這正是你對單側關節施加過度負擔的證據。

如果將附滑輪的櫃子移動到另一邊，你就可以經常做出平常不適應的動作，並藉此迷你訓練來恢復脊椎的柔軟性。

其他地方可能也會有類似的狀況。

常見的例子包括，假設你的資料文件多到堆積成山，你可能會養成「用完常用的書籍或物品後絕對要放回相同位置」的習慣。

趁這個機會，變更邊櫃位置、調整辦公桌物品擺設，試著做出對關節有益的「辦公桌配置重規劃」吧。

既然都要重新規劃辦公桌了，建議你在辦公桌或隔板上擺放一個小鏡子。這不是因為愛漂亮，而是為了方便檢查自己的坐姿。如果看到鏡子裡的臉變大就表示你的身體向前傾了。

⊍「從邊邊數來第二個」火車座位是最好的位置

工作的時候，在辦公桌以外的地點也有很多能避免造成疲勞的有用方式。

若你是一名白領上班族，請務必依自己的通勤方式，如火車、捷運、公車、汽車、

腳踏車、摩托車等，做出相應的疲勞減輕法。

首先如果你開車，上下車的時候有一個重點要注意。

如果你在上下車時大力扭轉身體，扭轉的瞬間會急遽提高腰椎及椎間盤所受之負擔，尤其容易感到腰部疲勞者、有腰痛問題者，最好避免做出此行為。

在上下車的瞬間，也可能出現所謂「閃到腰」的狀況。

那應該怎麼辦才好呢？

只要在駕駛座上轉動身體就好了。

上車的時候，只要以背部朝向車內坐上坐椅，坐穩後身體再朝方向盤旋轉九十度。

相反的，下車時要以相反順序，開門後身體先向外轉九十度，再直接下車。

而且不管是上車或下車，如果在身體做九十度旋轉時能讓手扶著某處，**用手臂力量轉動身體的話，腰椎與椎間盤所受的負擔就會大幅減輕。**

有腰痛狀況時，試試這個技巧，應該就能體會到這麼做能減輕腰部多少負擔了。

騎乘腳踏車、摩托車者，要注意腳踏板和坐墊的材質和硬度。其原因跟我們剛剛討論「椅面材質」時的理由相同。

有關搭乘火車、捷運、公車、轎車時的姿勢，請將我們已詳細說明過的「最佳坐姿」謹記於心。

補充一點，當坐在平行於火車行進方向的座椅（縱向座椅）時，最好的位置是頭部斜後方可以靠上窗緣的位置。

因為在這種位置上做出最佳坐姿時，可以將頭部靠在窗緣上，固定住頸椎。

雖然列車種類不同會各有差異，不過容易將頭部靠在窗緣的位置，通常是長椅兩端數來的第二個位置。

我自己在搭乘比較少人的列車時，都會選擇坐在這個位置。

不因滑手機導致肩頸疲憊的技巧

搭乘火車、捷運或公車時，當然偶爾會需要用站的。

這時請將兩腳張開，不要將體重放在同一隻腳上。

將單腳伸向斜前方的「三七步」站姿，會導致左右不平衡的負擔加諸於全身關節上，造成關節疲勞，因此我非常不鼓勵。

使用吊環時，請將雙腳微張，調整站位讓吊環落在身體正中央，再抓住吊環。這也是讓重心落在身體正中心，避免對身體左右兩側造成不平衡負擔的技巧。

雖然每台車高度不一樣，不過身高在一百七十公分以上的人，如果直接抓住吊環的握把部分，容易形成前傾姿勢。

為了避免這種狀況，可以改握吊環上方吊帶的部分，或更上方的橫桿部分。

就算身高比較高，只要這樣抓吊環，也可以維持良好姿勢。

另外，應該有很多人會在火車、捷運或公車運行時使用智慧型手機。

用手機跟用電腦一樣，都容易讓頸椎失去弧度，要特別注意。

這些行為容易導致低頭、身體前傾或頭頸部向前突出的姿勢，而這些壞習慣累積起來就會導致頸椎僵直問題。

更甚者，雙肩也容易出現圓肩問題，導致肩部關節也在不知不覺間出現損傷。

為避免使用手機對關節造成不良影響，跟使用電腦時相同，請將螢幕拿高至「臉部高度」。

如果你必須長時間使用手機，可以將另一邊的手握拳放置於握手機那隻手的腋下處，這樣就能舉著螢幕又不會覺得手痠了。

只要能善用這些技巧，就能預防低頭、前傾、圓肩等會對頸椎與肩關節造成不良影響的姿勢了。

順帶一提，在車上看書的時候也可以利用這些技巧。

請務必將這些不管工作時間或休息時間都派得上用場的技巧謹記於心。

用「最佳走路姿勢」提高關節連動性

「走路」這個動作在工作時多少也會占用到一些時間，因此我希望各位可以記得幾個重點。

最重要的一點是，盡量維持良好姿勢，以將七成重心放在身體後方位置的感覺來走路。

因為走路是向前移動的動作，重心容易偏向前方，形成接近前傾姿勢的動作。而且走的越快，這個狀況越是明顯。

走路明明是「最好的運動」，一旦走路姿勢前傾，效果就大打折扣了。

因此請記得盡量保持良好姿勢走路。

具體的步行技巧請參照下一頁插圖。

①縮起下顎
②擴肩挺胸
③稍微挺起腰部
④後腳踏上地面時要伸直膝蓋

能提高關節連動性的「最佳走路姿勢」

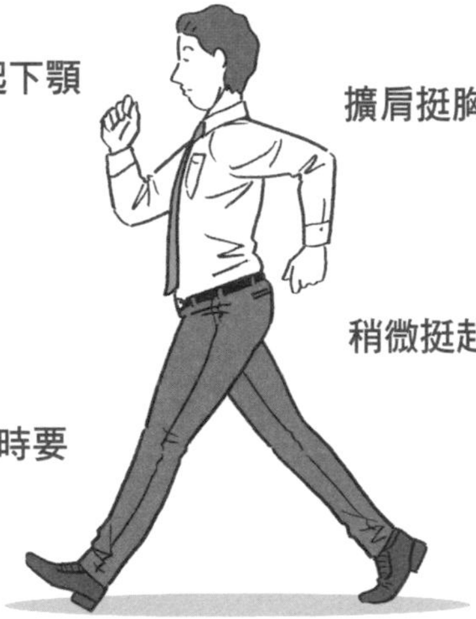
縮起下顎
擴肩挺胸
稍微挺起腰部
後腳踏上地面時要
伸直膝蓋

做到以上四個重點，就能達到「最佳走路姿勢」，這個姿勢能提高重要的承重關節與全身關節的連動性。

除了走路方式之外，我也想談一下鞋子的部分。

雖然最近越來越多人在職場上穿著休閒鞋，不過穿皮鞋的人應該還是比較多。

皮鞋穿起來不管怎麼說都比運動鞋更硬。因此各位要不懈怠的保養皮鞋，細心為皮鞋塗抹乳液或保養油使其軟化，讓它多少變得好走一點。

毫無疑問的，越好走的鞋越不容易使人疲累。因此比起鞋底完全沒有弧度的硬底鞋，我更推薦各位選擇稍微有些弧度的鞋子。

另外，重量較輕的鞋也對身體比較好。

若要保護膝關節、腳踝關節（踝關節）、腳跟骨（踵骨），以下幾點非常重要。

「鞋子內部或鞋墊要有緩衝性」

「避免會蓋住腳踝的設計」

「選擇能支撐腳跟的鞋子」

另外當鞋底腳跟部分被磨掉五毫米至一公分左右之後，請購買新的鞋子或將鞋底換新。這樣持續穿下去尤其容易加重膝蓋關節疲勞，導致O型腿或X型腿更嚴重，且可能會讓足部更容易累積疲勞。

習慣穿高跟鞋的人，可以穿高跟鞋沒關係，只要步行時能保持膝蓋不彎曲、重心偏向後方，帥氣俐落的向前走即可。

不過長時間穿著高跟鞋的話，會因為小腿緊繃而導致血液循環惡化。

如果有需要參加派對等「不得不穿高跟鞋」的狀況，理想上可以在搭車時穿著運動鞋出門，到現場再換成高跟鞋。

使身體不疲勞的流行穿搭

如果你正因慢性疲勞所苦，在穿著上也有一些能遠離疲勞的妙招。

穿著尺寸貼身的西裝或襯衫時，肩膀、手肘、膝蓋等關節的可動範圍可能會變小，血液循環也有可能不那麼順暢。

因此**理想上衣服尺寸最好稍微寬鬆一點**。

不過如果你擔心穿著寬鬆會讓整體造型顯得有點俗氣的話，也可以善用彈性布料製成的西裝或襯衫。

關於男性的配件部分，過大、過重的手錶會限制手腕的可動範圍，並導致肩膀前側有沉重無力或疼痛感。

從健康的角度來看，應該避免戴太重的手錶。

女性則請特別注意，前胸露得太多的衣服會使肩頸部關節和肌肉受寒。

另外、為了不要給支撐頭部的頸脖造成多餘負擔，**最好避免配戴過重的項鍊、耳環或假髮**。

如果覺得這樣不夠時尚，可以試著活用領巾、披肩、圍巾、披巾等配件。

將這些配件圍在頸部、胸部，或披於肩上，除了可以享受時尚穿搭，還可以防止肩頸部最忌諱的寒氣。

另外，纏得太緊的胸罩會造成肩頸周邊血流不順，可能導致關節問題或疲勞產生。

基本上我推薦選用不會太緊、沒有肩帶的胸罩。

最後是男女共通的重點。

請注意掛在脖子的識別證上不要吊掛太多東西，這也是為了不對肩頸關節造成多餘負擔。

如果只有掛名牌、員工證、感應卡等較輕的物品就沒有問題，但請不要在脖子上掛手機或不鏽鋼鑰匙等五花八門的重物。

第 2 章總整理

- 利用工作間空檔就能簡單完成工作時間的「關節伸展」
- 伸展能放鬆疲勞的根本原因：「卡住的關節」及僵硬的肌肉，因此效果顯著！
- 因為「辦公桌症候群」患者急增，應馬上採取有效對策
- 能掌控坐姿的人，也能掌控疲勞。「最佳坐姿」能讓關節疲勞降到最低！
- 不管是用電腦、通勤、滑手機、穿搭都要善用能有效解決疲勞的技巧

第 3 章

在「休息時間」完美消除疲勞的伸展法

不要把疲勞帶到隔天！能在家做的速效自我護理

洗澡後或起床時做效果會更好

比起什麼都不做、頹廢度過結束工作後的「休息時間」，我建議各位在休息時可以做一些能高效消除疲勞的「關節伸展」。

如果白天透過工作時間用關節伸展使關節疲勞降到最低，晚上又進行休息時間專用伸展的話，就能避免將疲勞根源帶到隔天了。如此一來，你過去曾經歷過的「早上起不了床」、「整個上午身體動彈不得」等問題應該也會消失不見。

這樣起床時既能精神奕奕，身體也能順暢運作、心情舒爽，應該就能讓你達到最佳的工作表現了吧。

休息時間的關節伸展，對於消除腰痛、頸部疼痛等關節痛，和改善疲勞所衍伸出的各種不適感也有相當好的效果。

一起來做關節伸展，為一天畫下一個美好的結尾吧。以下六種伸展中，你也可以先選一到兩項來做就好。

如果在「沐浴後」、「起床時」進行休息時間的關節伸展，消除、預防疲勞的效果會大幅提升。

因為人體在沐浴後關節僵硬的狀況會有些微改善，在此狀態下進行伸展，可以矯正關節異常，為一天做個好收尾。

另外，在起床時進行伸展，則能以最佳狀態開始新的一天。

因為你是在自己家中進行伸展，所以完全不用顧慮、在乎他人的眼光。請一邊平躺放鬆一邊體會「讓人舒爽的疼痛」，親身體驗這些伸展法出色的疲勞消除效果吧！

使用能改善身體不適的強效伸展法來斬斷疲勞

1 【基本伸展①】腰部網球伸展

這個伸展法的核心關節是位於腰部的骶髂關節。

如同之前提過的，這個關節在全身關節中的重要性屬最高級別。不僅如此，此關節的可動幅度非常小，甚至容易出現像被鎖死一般完全動彈不得的狀況。

正因如此，希望各位除了在工作時間進行可以迅速完成的「骶髂關節按壓」（於第二章有介紹）之外，在休息時間也要放輕鬆進行「腰部網球伸展」，採取能全面性消除疲勞的行動。

包括這個伸展法在內，專為休息時間設計的關節伸展中，有三種都用到了網球。它可以大幅提高伸展效果，可說是關節伸展的「秘密武器」。

網球的大小、硬度、彈性極適合用於關節護理上，單純將網球放置於目標部位，身體平躺，就能產生與我平常為患者進行「關節囊內矯正」治療法相近的作用。

使用網球時，要將兩顆球綁在一起使用。這樣可以同時對分別位於腰部左右兩側的兩個骶髂關節產生作用，就算骶髂關節已呈現硬梆梆的僵硬狀態，使用網球為關節提供適當刺激，也能鬆動關節。

這是消解腰部至下半身的疲勞和消除全身疲勞的第一步。

如果只是感到腰部周邊有輕微的疲累感，只要做了這個伸展，應該就能瞬間輕鬆不少。另外也特別建議有長年腰痛問題的人做此項伸展。

基本伸展①腰部網球伸展

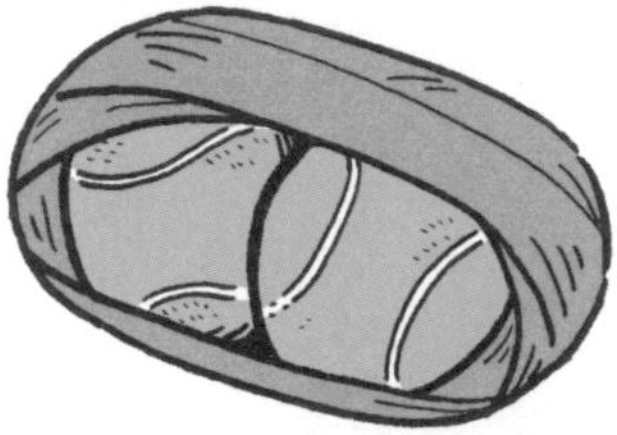

1

用膠帶固定住網球

用封箱膠帶等物纏繞固定住網球，讓兩個網球保持在緊貼狀態。

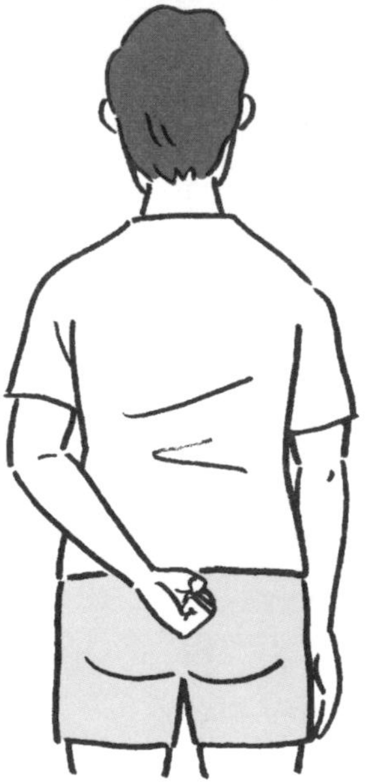

2

尋找骶髂關節位置

手握拳放置於臀溝上方突出部分（尾椎）。

基本伸展①腰部網球伸展

3

將網球置於骶髂關節處

在②的上方中央位置處放置①準備的兩顆網球。只要移走拳頭，就成功將網球置於骶髂關節處了。

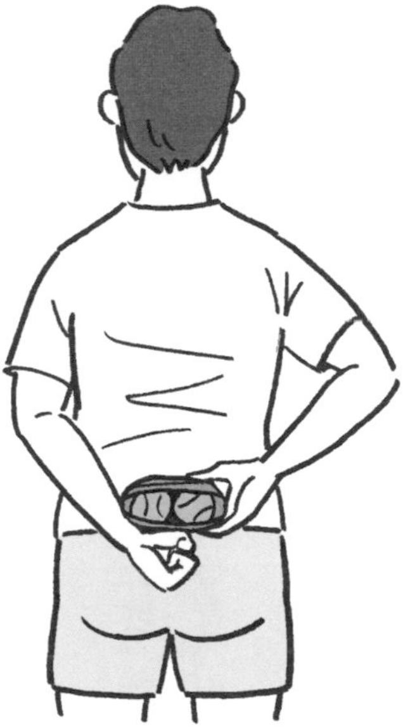

4

仰躺1～3分鐘

一面注意不要讓網球移位，一面平躺於地板或榻榻米等硬質地面上，維持這個姿勢1～3分鐘。一天建議進行1～3次。

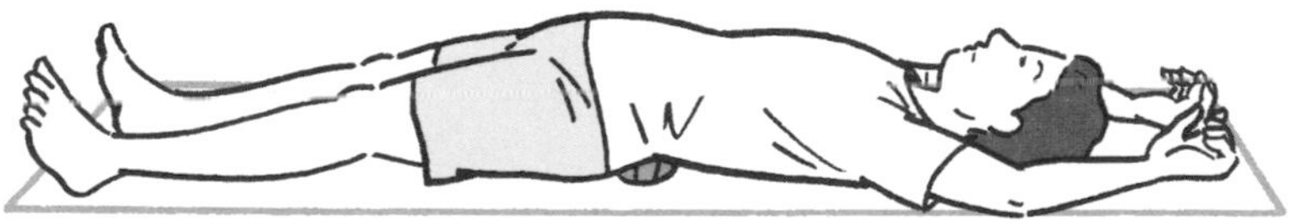

3【基本伸展②】海豹式&貓式伸展

「海豹式伸展」是第二章介紹過「面壁海豹式伸展」的原始版本。它不僅有面壁海豹式伸展的以下功效，效果還比面壁海豹式伸展更好。

「將因前傾姿勢向前彎曲的腰椎拉回後方的效果」
「使腰椎恢復柔軟度的效果」
「避免重心偏向前方，將身體重心向後移的效果」
「能藉由放鬆豎脊肌，達到消除腰部無力、緊繃的效果」

我希望各位將「貓式伸展」跟海豹式伸展合併為一組進行。要合在一起做的最大原因，是因為這樣能促使沿著脊椎生長的豎脊肌更加活化。為使肌肉達到柔軟與健康的狀態，我們必須要均衡的給予肌肉收縮及舒緩雙向的刺激。也就是說，因為進行海豹式伸展時豎脊肌會收縮，所以我們可以做貓式伸展來稍微拉伸豎脊肌、使其放鬆。

不過前傾姿勢是造成關節疲勞的人體「天敵」，因此請盡量按以下順序進行。

「以海豹式伸展彎曲腰椎」

←

「以貓式伸展使腰椎拱起」

←

「以海豹式伸展彎曲腰椎」

如此一來就能產生加乘作用，前面提到的海豹式伸展效果也會倍增，也就更容易解決身體疲勞問題。

有許多人進行此伸展後，馬上就感覺「身體變輕盈了！」

基本伸展②海豹式＆貓式伸展

1

海豹式伸展

俯臥於硬質地面

俯臥於地板或榻榻米等硬質地面。
將手掌置於頸部兩側，雙手撐地，
深深吸氣。

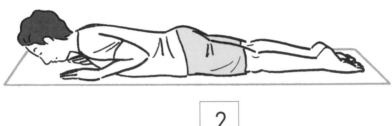

2

撐起上半身，彎曲背部

一面吐氣，一面緩慢伸直手臂撐起
上半身至肚臍可以離開地面為止。
維持相同姿勢1分鐘。

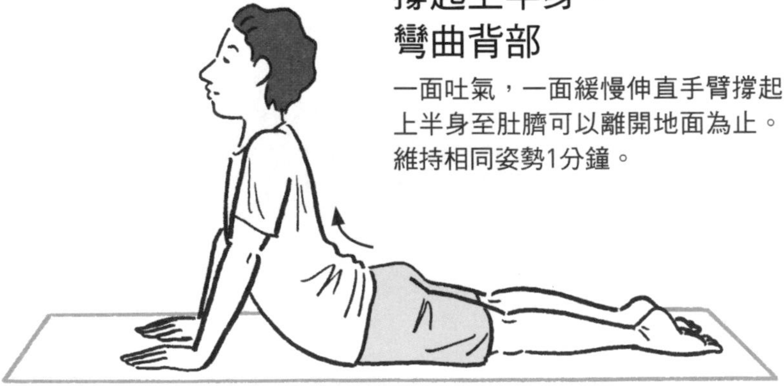

基本伸展②海豹式&貓式伸展

貓式伸展

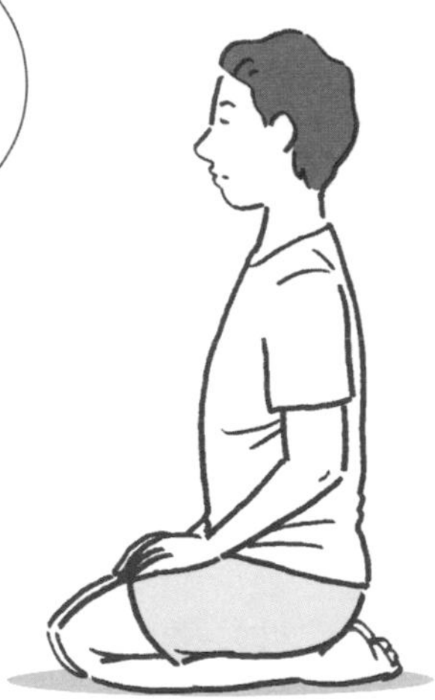

1

跪坐於硬質地面

在硬質地面上跪坐，深深吸氣。

2

上半身趴地拱起背部

一邊吐氣一邊將兩隻手臂前伸，漸漸拱起身體、上半身向前伸展。維持此狀態1分鐘。以「海豹式伸展→貓式伸展→海豹式伸展」為1組進行。一天進行的次數約1～3組。

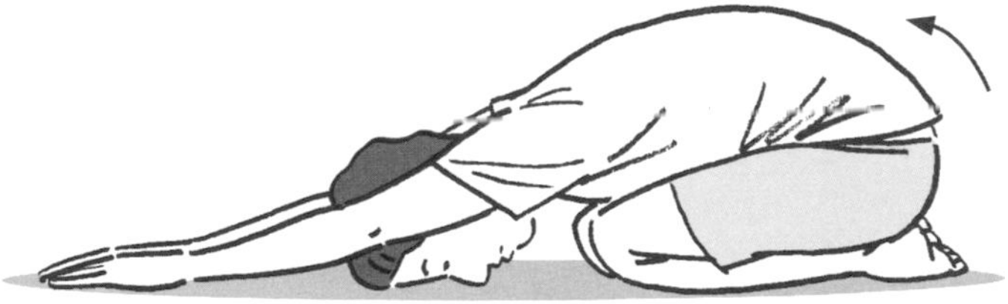

ⒸU【消除背部疲勞】胸腰椎連接處伸展

進行這個伸展時網球要抵在「胸腰椎連接處」，也就是腰椎關節最上方（第一腰椎）和胸椎關節最下方（第十二胸椎）連接的部分。

為工作時間設計的「擴肩伸展」（第二章有提到）也是針對這個部位做伸展。

坐在辦公桌前工作的人，胸腰椎連接處特別容易向身體前方彎曲，形成「前傾不良姿勢」。

如果將脊椎骨整體當作「一整條」來看，有許多人的脊椎會從這個地方開始向前傾倒。

因此我們在工作時間也必須進行「胸腰椎連接處伸展」來矯正「不良弧度」。

做完伸展後，身體正面（腹部側）會伸展開來，背面（背部側）變得僵硬的胸腰椎連接處則能得到舒緩。這個伸展法能讓人體會到無以倫比的舒暢感。

不過，對於長年習慣做出前傾不良姿勢的人來說，可能會感覺稍微有點疼痛。但如果因疼痛而卻步，身體就不會出現任何變化了。

試著將伸展時間先設定得短一點，再慢慢延長，按照自己的方式調整，並持續進行伸展吧。

這個伸展能使脊椎恢復 S 型弧線、矯正姿勢，還能改善因坐在辦公桌前工作時的不良姿勢所導致的肩膀僵硬、背部無力及疲勞問題。

順帶一提，長時間使用智慧型手機的人也可能出現另一種不良姿勢，他們的脊椎骨不是從「胸腰椎連接處」開始彎曲，而是從更上方的「肩胛骨」處開始前傾。

遇到這種情況時，請將網球位置稍微往頭部方向移動，將網球抵在肩胛骨位置，按照相同方式進行伸展。

消除背部疲勞的胸腰椎連接處伸展

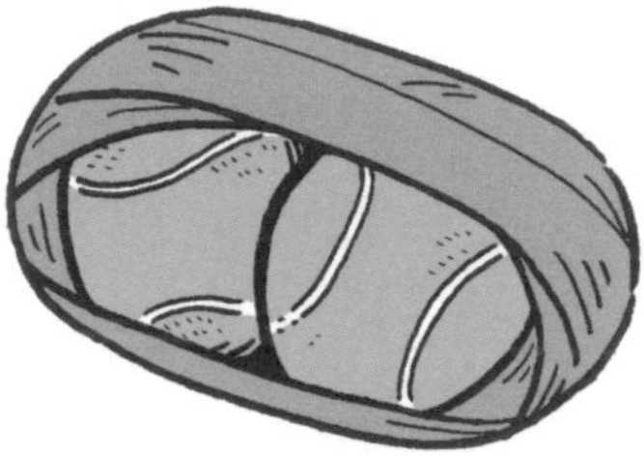

1

用膠帶固定住網球

用封箱膠帶等物纏繞固定住網球，讓兩個網球保持在緊貼狀態。

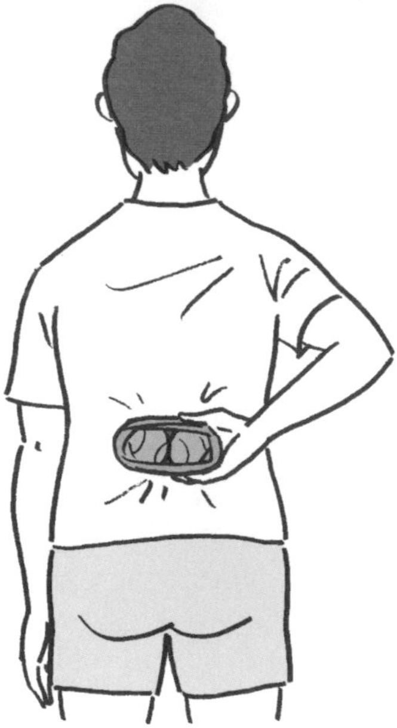

2

將網球置於胸腰椎連接處

在脊椎的「胸腰椎連接處」（胸椎及腰椎連接的部分，比心窩稍微低一點的高度）、脊椎骨中央的部分，放上①準備好的網球，即完成準備動作。

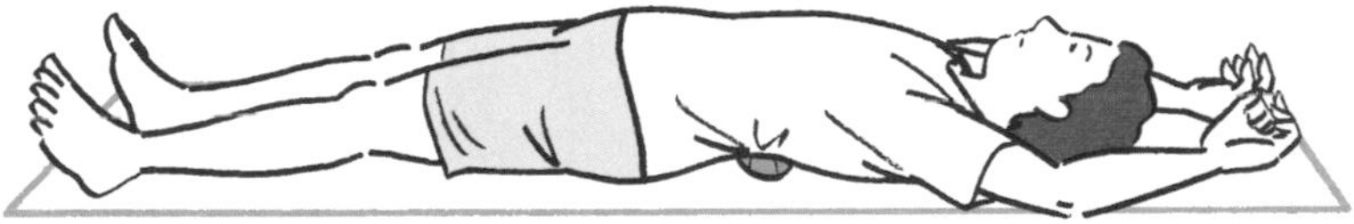

3

仰躺1～3分鐘

一邊注意不要讓網球移位，一邊平躺於地板或榻榻米等硬質地面上，維持這個姿勢1～3分鐘。每天進行次數無限制，感覺背部疲累時進行即可。

U【消除全身疲勞】扭轉軀體伸展

扭轉身體的動作，可能比各位所想像的更能有效解決疲勞與疼痛。它兼備以下兩個優點。

消除胸椎至腰椎「受壓迫側」所受之負擔

如果保持前傾姿勢，原本具有向後彎曲弧度的「胸腰椎連接處的脊椎骨」，會失去原有弧度變成直線形。

這種狀況並不是說脊椎變成了不往左右偏只筆直往前的直線。由於大多數人前傾時都會稍微往左邊或右邊傾斜，受此影響，腰椎、胸椎的左右其中一側所受到的負擔也會比較大。

然後由於受壓較大一側的腰椎、胸椎椎骨會相互擠壓、僵化，因此嚴格來說，脊椎會變成稍微歪斜向前的直線。疲勞、疼痛問題也會從受壓較大的那一側開始出現。

這種情況下，如果能扭轉軀體，把比較不舒服的那一側身體伸展開來，就能夠釋放腰椎所受到的過度負擔。

當然不一定要選擇某一側進行，若感覺身體兩側都有疲勞、疼痛狀況者，也可以兩側都做扭轉伸展。

為骶髂關節帶來刺激

按照此伸展方法扭轉軀體時，可以運動到我們目前為止已經反覆說明過其重要性的骶髂關節。

就算是骶髂關節的可動性已經劣化，呈現生鏽般的狀態，因為此伸展法能刺激關節，達到如同除鏽般的效果，所以可以使關節恢復原有機能。

另外，進行「扭轉軀體伸展」的動作，也會運動到腰部周邊、臀部、背部等處各式各樣的肌肉。

這些加乘效果能使腰部整體運動更加順暢，讓身體更順利消除關節疲勞。

消除全身疲勞的扭轉軀體伸展

1

將較疲勞側的腰朝上側躺

將較疲勞側的腰朝上側躺。同側腳呈90度彎曲，
將該腳的膝蓋置於地面上。

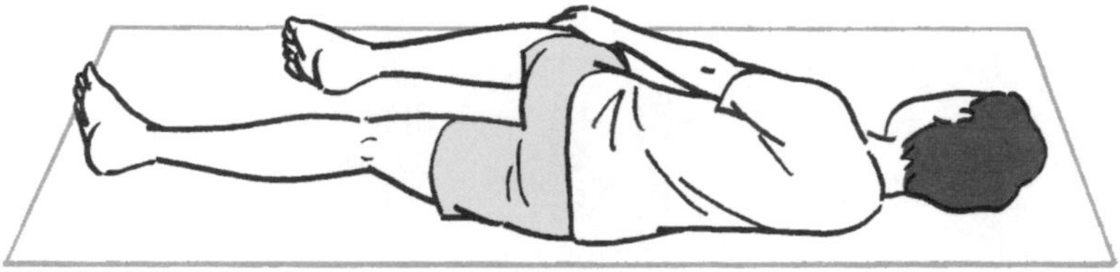

2

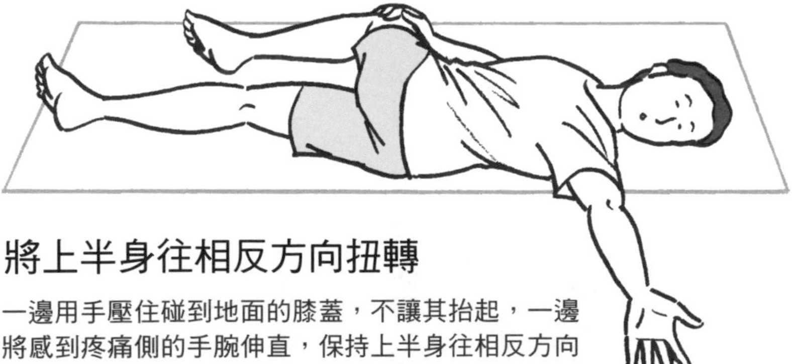

將上半身往相反方向扭轉

一邊用手壓住碰到地面的膝蓋，不讓其抬起，一邊將感到疼痛側的手腕伸直，保持上半身往相反方向扭轉的姿勢30秒。①與②為一組進行。每天進行次數無限制，感覺疲累時進行即可。亦可左右兩側都進行伸展。

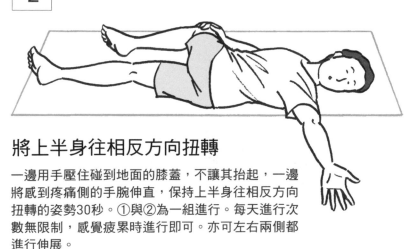

U【消除下半身疲勞】胯肌伸展

此伸展的重點如其名稱所示，在於「胯肌」。

這塊肌肉位於腰椎與股骨（大腿骨）之間，一旦因久坐導致身體呈現前傾姿勢，或出現腰痛問題的話，這塊肌肉常常會變得相當僵硬，導致肌肉性能下降。

出現肌肉僵直之後，也可能造成足部疲勞或麻痺的狀況。

這塊肌肉的旁邊有一條從腰椎經過鼠蹊部（雙腳與軀幹的連接處），沿著大腿前側一路延伸至腳尖的神經（股神經），而肌肉僵直會妨礙這條神經的傳導。

解決這些問題的最佳方法即是「胯肌伸展」。

進行這個伸展能舒緩位於腰椎與股骨間的胯肌，使其恢復柔軟性，並提高原本下降的肌肉功能。

由於胯肌最上端連接著腰椎，因此當胯肌恢復原有機能，**腰椎的動作也會馬上變得自然順暢**。

而且這個伸展法能給予骶髂關節適當刺激，因此它還有提升骶髂關節機能的效果。

除此之外，由於胯肌的最下端連接著股骨的最上端，而此伸展法的動作本身也會撐開卡死的髖關節，如果需要擴大髖關節的可動範圍、提高關節可動性，也可以使用此伸展法來達成目的。

胯肌伸展擁有如此五花八門的功效。它還能夠解除、改善下半身腰部至腳尖範圍出現的疲勞、沉重無力、異樣感，甚至是麻痺等問題。

胯肌是一塊位於身體相當深處的肌肉（深層肌肉），不是隨便就可以放鬆到的位置。但只要確實進行胯肌伸展，就能對胯肌施予適當的刺激。

在伸展時，請想像要將大腿根部一帶用力拉伸開的感覺來進行。

【消除上半身疲勞】頸部網球伸展

在這個伸展中，網球要放置的位置簡單來說是頸椎上方。

正確來說，則是在枕骨（位於頭蓋骨後腦勺部分的骨頭）與頸椎骨最上端（第一頸椎）之間。

消除下半身疲勞的胯肌伸展

1

做出單膝跪地的姿勢

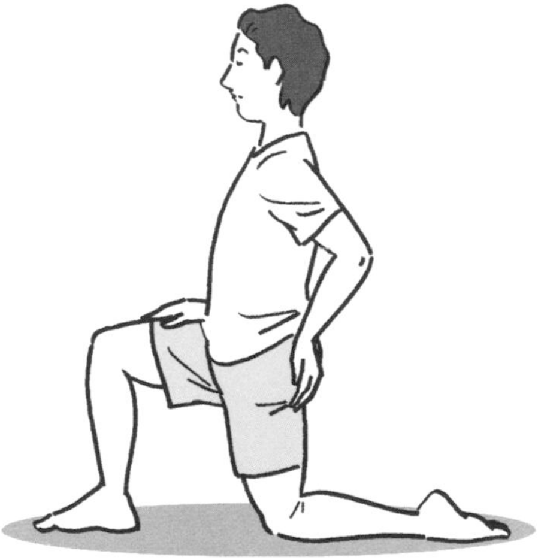

將較疲累側的膝蓋置於地面，另一腳往正前方伸出，做出單膝跪地姿勢。膝蓋跪地側的手臂繞向背後，將掌根置於「骶髂關節」附近。

※骶髂關節位置請參照第82頁。

2

伸展大腿根部1～2分鐘

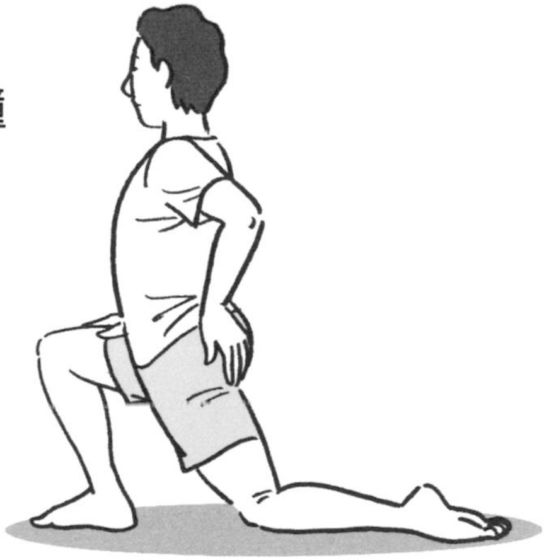

一邊保持碰觸著地面的雙腳不移位，一邊用手將身體推向另一側斜前方，重心也轉移到另一側的斜前方。維持這個姿勢30秒。每日進行次數無限制，感覺腰部或腿部疲累時進行即可。亦可左右兩側都進行伸展。

其實如果頸椎出現僵直狀況，這個位置的關節縫隙也會變小。

如同我們在第一章說明過的，如果有頸椎僵直問題，頸椎下半部（第五頸椎、第六頸椎、第七頸椎）會開始失去原有弧度，變得筆直。

但是，對於頭部來說，要長期支撐頭部不自然向前方突出的狀態，是相當困難的一件事。

誇張一點來說，如果頸椎放棄施力撐住頭部，頭部就算馬上往前垂倒也不奇怪。

因此我們的身體會在無意識間做出巧妙的調整，非常緩慢的讓沉重的頭部向後方傾倒，取得平衡，不讓頭部向前垂落。

正因如此，頭頸部交界處的關節縫隙會越來越狹窄。

頭頸部的交界有無數神經與血管經過。因此，一旦此處關節縫隙縮小，往復於大腦和身體間的血液、神經、脊髓液等物質的流通性也會惡化。

上半身彼此連動的肩膀、手肘、手腕、指尖部位的疲勞、疼痛和麻痺問題會惡化。

甚至出現頭痛、目眩、耳鳴、噁心、煩躁、憂鬱等症狀。

這主要是因為通過頸椎內部左右孔洞的大動脈（椎動脈）血液循環變差，頭部呈現類似「缺氧」、「缺乏燃料」的狀態所導致的結果。

「頸部網球伸展」只藉由將網球放置於造成各式症狀的根源位置，並將頭頸部重量加諸於上，就能夠撐開被限縮的關節空間。

如此一來，血流與神經傳導狀況也會一口氣好轉。

因為這個伸展法能夠矯正頸椎僵直，因此除了能改善肩頸處僵硬及緊繃問題外，它也有改善自律神經失調等類似症狀的效果。

消除上半身疲勞的頸部網球伸展

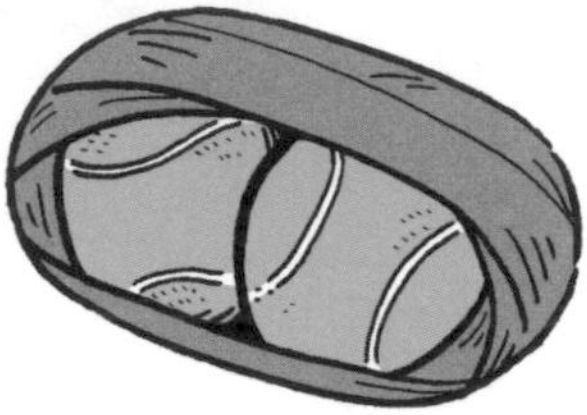

1

用膠帶固定住網球

用封箱膠帶等物纏繞固定住網球，讓兩個網球保持在緊貼狀態。

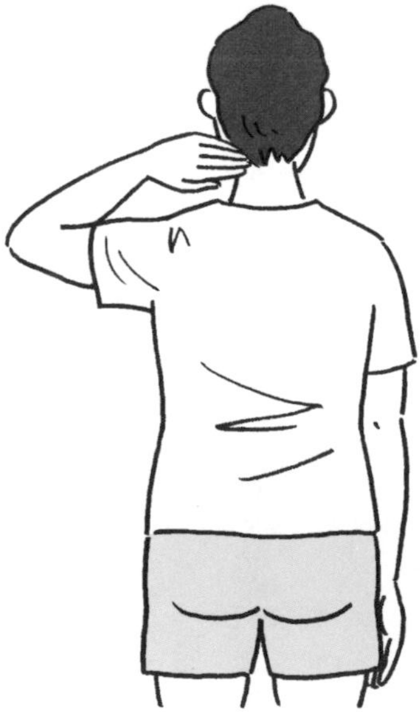

2

確認頸部突出部分

找到枕骨下方突出部分後，直接將指尖置於該處。

消除上半身疲勞的頸部網球伸展

3

將網球置於頭部與頸部的交界處

在②的指尖下方凹陷部分（頭部與頸部交界）中央位置放上①準備好的兩顆網球，即準備完成。

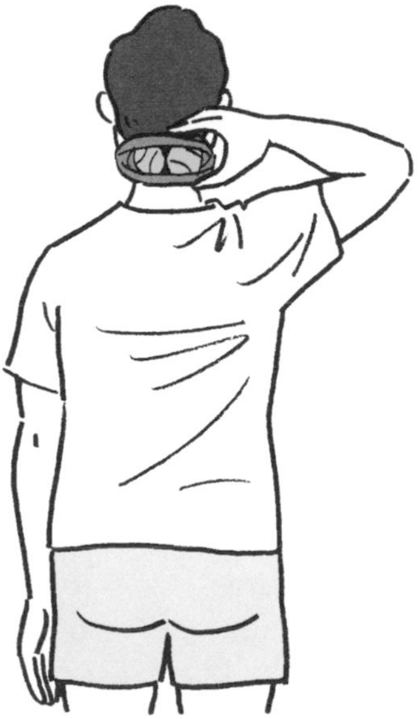

4

仰躺1～3分鐘

一面注意不要讓網球移位，一面平躺於地板或榻榻米等硬質地面上，維持這個姿勢1～3分鐘。在背部下方放置約2公分厚度的書，網球接觸到書本就不易移位了。每天進行次數不定，感覺肩頸部疲累時進行即可。

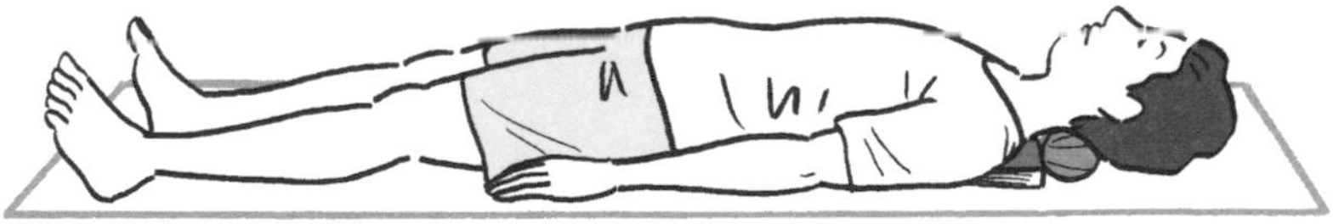

隔天能精神奕奕起床的「終極沐浴法&睡眠法」

① 「全身浴」比「半身浴」更能消除疲勞

有慢性疲勞問題的人是嚴禁受寒的。

身體越冷，關節與肌肉越是僵硬，血液流動也會停滯，造成不適狀況惡化。

因此不只冬季要注意保暖，在其他季節也要注意冷氣、空調吹出來的風。

另外我也希望各位可以使用「泡澡」來驅避寒氣、維持身體溫暖。

當然，實踐「關節伸展」才能解決造成疲勞的根本問題——關節疲勞。不過泡澡算是我大力推薦的一個「輔助性」方式。

要讓泡澡產生最大效果的話，要在浴缸中注滿三十九度左右微溫的水，泡澡時要泡到頸部位置，讓身體由內而外暖起來。

泡全身浴很容易熱昏頭，因此單次泡在浴缸裡的時間一般抓十分鐘左右即可。不過，感覺特別疲累的時候，可以加長到二十分鐘左右。

只要這樣泡澡，身體應該就能放鬆不少。

如果時間上允許，也可以早晚各泡一次澡，但要小心這樣更容易出現熱昏頭的狀況。

我反倒不推薦各位泡大眾認為有益健康的半身浴。

因為沒有泡到水的頸部容易受寒，這股寒氣會傳到背部肌肉（豎脊肌等）和手臂肌肉，也容易對腰部、肩膀、肘部關節造成影響。

如此一來，泡澡的暖身效果會大幅降低，所以各位還是照前述方式來泡全身浴吧。

當然也要注意泡完澡別讓身體受寒。尤其頭髮長的人一定要馬上用吹風機把頭髮吹乾。

如果沒有吹乾，好不容易暖起來的頸部又會馬上發冷，這股寒氣有可能再影響到其他關節。

只要確實掌握以上重點，洗澡也會成為一個能有效對抗疲勞的方式。

沐浴時能做的頂級身體保養法

另外還有幾個方法能簡單提升泡澡效果。

第一個是泡在浴缸裡的時候可以緩緩伸直與屈起雙腳，進行「微伸展」。

伸直膝蓋的時候，將雙手手掌置於雙膝上，一邊用手下壓一邊將膝蓋盡可能伸直，維持三十秒左右。

而彎曲膝蓋的時候，則將雙手放在膝蓋後方，盡量彎起膝蓋到腳跟幾乎可以碰到臀部的程度，維持三十秒左右。

然後再按照同樣方式伸直雙膝即完成伸展。

因為我們的膝蓋經常都是彎曲的，所以進行此伸展時，請注意必須按照「伸直↓彎曲↓伸直」的順序進行。

平常僵硬的關節會因為泡澡的暖身效果，變得比平常更柔軟。這正是恢復身體柔軟度、擴大關節可動範圍的絕佳時機，我們可以藉由輕微矯正來消除關節疲勞。

雖然這個微伸展相當簡單，但它不只能幫助膝蓋周邊關節與組織，還能有效解決足部無力感，維持下半身整體狀態及消除疲勞問題。

第二個則是能舒緩肩膀一帶到手臂部分不適的上半身「微伸展」。

這個伸展也非常簡單，只要在浴缸內將手臂繞到背後，由下背部盡量讓指尖往上走。

稍微注意一下，盡量不要做出圓肩姿勢。這個伸展能恢復肩膀周邊的柔軟性，並擴大關節可動範圍。

擔心四十肩、五十肩或肩膀僵硬問題的人請務必嘗試看看。

⑤睡眠時用「Zero Position」治療關節疲勞

想要在休息時間消除疲勞，除了泡澡之外，也必須注重「睡眠」。

一般人一天內有三分之一的時間在睡覺，睡眠質量自然會與身體狀況息息相關。

晚上睡覺時，最理想的姿勢是仰躺。

再準確一點的說，所謂的「最佳睡姿」，應該是不使用枕頭，且雙手手掌朝上平躺的姿勢。這個姿勢被稱作「Zero Position」。

一般認為此姿勢不會對身體造成任何多餘負擔，且使骨頭、關節、全身骨骼排列、肌肉、肌腱等其他組織都處於「應有的狀態」，對全身健康有助益。

由於此姿勢對身體來說是最輕鬆、最不會造成壓迫的姿勢，身體可以自然修復關節疲勞問題。

睡覺時的理想姿勢「Zero Position」

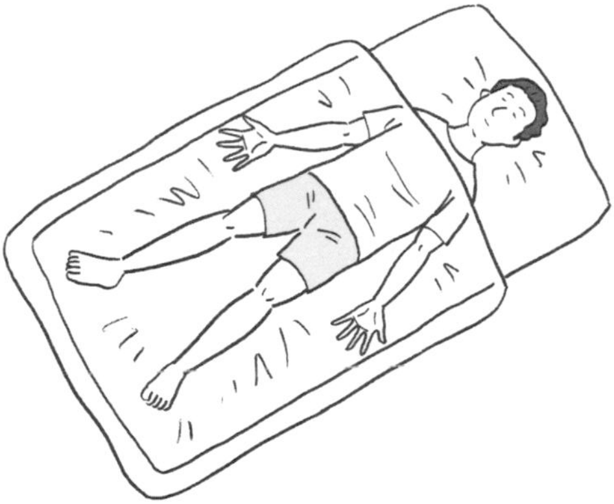

不使用枕頭，仰躺時雙手手掌朝上的姿勢稱作「Zero Position」。
這個姿勢不會為身體帶來多餘負擔，關節疲勞問題也會自然痊癒。

請用這個姿勢睡在微硬的床墊上。

之所以要選擇微硬的床墊，是因為就算人在柔軟的床墊上做出「Zero Position」，身體也會下沉，呈現屈身姿勢，因此在過軟的床墊上是無法正確做出「Zero Position」的。

而睡覺時因為翻身改變了睡姿也沒關係。

甚至可以說因為翻身會使用到全身的關節及肌肉，其實是很棒的、值得鼓勵的動作。如果你睡覺時完全不翻身，早上起床的時候應該會感覺腰部僵硬不已吧？

因此請不要嘲笑家人或身邊的人「睡相差」，在一旁溫柔的守護他們就好了。

枕頭不要放在頭下方，而該放在臉部兩側

我在演講時也介紹過剛剛說到的「Zero Position」，有一些聽眾會跟我說：「不用枕頭的話我好像會睡不著」。

我於是就問對方用什麼樣的枕頭，結果他好像一直習慣用相當高的枕頭，這讓我嚇了一大跳。

高枕頭會強制將頸椎往前推，而由於肩頸部肌肉持續繃緊，人體將受到超乎想像的損傷。

因此很多人在睡覺時不躺枕頭後，會驚訝的發現肩頸部變得相當輕鬆。

但是對於躺枕頭躺了數十年的人，或已經有頸椎僵直的人來說，突然不躺枕頭可能會讓人不舒服到睡不著覺。

這種時候就慢慢降低枕頭高度吧。

你只需要準備幾條毛巾。將這些毛巾層層疊起，疊到與現在使用的枕頭同高，並先躺在這個「毛巾枕」上面睡一晚。因為與原本枕頭的高度相同，應該幾乎不會感覺有任何異狀。

隔天開始，每天都拿掉一條毛巾，這麼一來毛巾枕的高度會慢慢降低。最終當毛巾全部被拿完之後，你就算沒有枕頭也能睡得著了。

當你可以不再依賴毛巾枕後，請在臉部兩側放置與肩膀寬度同高的毛巾枕。

這是為了避免你在入睡後翻身時，頸部因為沒有枕頭而受肩膀高度影響呈現歪斜形狀，造成頸椎負擔。

這麼做還能防止肩膀出現圓肩問題。此方法也很適合必須要側躺才睡得著的人。

如果這個方法沒辦法減輕你對枕頭的需求，還有一招是使用躺下時頭部、雙肩和肩胛骨範圍都會在枕頭上的超大型柔軟枕頭。

躺在這種枕頭上雖然會造成胸椎呈些微彎曲，不過卻可以避免枕頭過高造成的頸椎僵直和圓肩問題。

但請不要忘記，完全不使用枕頭絕對比較有效。

在休息時間讓疲勞歸零的最強生活術

掌握關鍵字「反」就能避開日常疲勞

除了本章目前為止介紹到的「伸展」、「泡澡」、「睡眠」之外，還有一些小技巧有助於消除身體疲勞。

如果你能在日常生活中也善用這些技巧，就能成功將「在上班時間使關節疲勞降到最低→在休息時間徹底消除關節疲勞」了。

這些在日常中可以幫忙消除疲勞的技巧，有一個共通的關鍵字，即是「反」。

我們必須時時留意，上班時間與休息時間的生活模式要「剛好相反」。

例如在工作時總是坐著不動的人，就要在休息時間盡量運動身體。

反過來說，在工作時持續勞動身體的人，則要在休息時間進行對身體有助益的休息。

最近有越來越多公司允許員工做兼職，既然都要兼職了，建議你找與正職工作內容相反的工作來做。

如此一來關節疲勞不會持續累積，甚至會因為相反的生活模式，讓疲勞相抵消掉。

另外除了要減少做出會導致關節疲勞的動作或習慣外，也可以盡量做對關節有益的動作或生活習慣。

接下來會告訴各位什麼樣的動作對關節有益。

這些動作大多在工作時間與休息時間都能做得到，請務必參考看看。

消除托腮負面影響的技巧

常看到有人在家看電視或想事情的時候，會做出「托腮」動作。

應該有人不只在家裡會托腮，連上班時間也會托腮。

大部分人的托腮動作都是把手肘置於桌面等支撐位置，並讓手掌貼著臉頰，頭部歪向一側。

這個姿勢**會讓已經處於扭曲狀態的頸椎承受到左右不平衡的重量**，絕對不是個好習慣。

偶爾也會有人「托下巴」。托腮是將手放在臉頰位置，托下巴則是把下巴往前伸，放在手掌上，並將沉重頭部的整體重量都往前方壓。

不管是托腮或托下巴，**都可能會導致頸椎僵直惡化，造成頸椎歪斜**，因此請避免做出托腮或托下巴動作。

如果你覺得「不托腮就渾身不對勁」，可以改用不會對頸椎造成影響的方式。以下介紹的方式類似於第二章**「縮下顎伸展」的變形版**。

攤開手掌，手掌朝上將虎口部分放在下巴前半部（嘴唇正下方），然後把下巴往後推。

實際做做看，你會發現這麼做能對頸椎產生類似於「縮下顎伸展」的作用。這是因為我們對頸部施加了向後推的力量，這個力量剛好能抵銷頸部因頸椎僵直向前伸出的動作。

這個姿勢應該就不會對身體造成太大的負面影響了。不過還是要避免長時間維持相同姿勢喔！

「可接受的關節聲響」與「危險的關節聲響」

很多人坐在椅子上的時候會翹腳。翹腳的動作會大幅度扭轉腰部，並讓腰部固定在被扭轉的狀態，這對骶髂關節和腰椎都會造成不少負擔。

而且**如果翹腳時總是翹同一隻腳，會使上述關節習慣維持於不平衡狀態**，造成身體重心軸線偏斜，最終甚至可能加重疲勞問題。

原本基於上述原因，我們應該要完全改掉翹腳習慣的，不過如果你覺得不容易改過來，可以有意識的頻繁左右交換翹腳。

本來「不自覺翹腳」的狀況，就可能是身體無意識地想要「伸展臀部肌肉」所致。從這個觀點來看，如果只是翹腳短短幾分鐘，應該沒有什麼大問題。且既然都要翹腳了，可以將上方腳的小腿壓在下方腳的膝蓋上，藉機幫小腿做一下按摩。

我們來談談與上半身關節有關的習慣。許多人會習慣轉動頸部、肩膀、手指等關節，使其發出聲響。

運動關節時自然發出聲響是沒有問題，不過請各位最好避免故意轉動關節發出聲音。

尤其肩頸部關節的構造相當精細，如果持續用力彎折頸脖，或用彷彿要拆下肩膀的力道扭動肩膀，發出巨大聲響的話，容易導致關節脫位或卡死，且周邊肌肉也容易發炎。

可以說，這些行為是會加重肩頸部關節問題的危險習慣。

另外，故意扳響手指的行為也會損害手指關節的安定性，盡量避免為佳。

將手指往手背方向彎折發出聲響是沒問題的，因為這個動作等於是「與一般習慣相反的動作」。

用手拿重物的時候要像「不倒翁」一樣

提行李、提包包的方式也會對關節造成影響。

而且不管在工作或休息時間，我們都經常要搬行李、拿包包，因此我分別介紹在不同狀況下，要如何提行李、拿包包才能解決關節疲勞問題。

買東西時提購物袋

在超市購買一定數量以上的商品時，盡量不要將所有商品塞進同一個購物袋中。

請將物品分裝兩袋，重量盡量相同，並分別用兩手提。

如果用單手提一個有重量的購物袋，身體重心會傾斜，對提東西那側的腰造成負擔。

店員大多會幫你將商品裝袋，假如你購買的物品有一定重量，例如買了兩公升的礦泉水，就請店員協助將物品分裝成兩個袋子吧。

在提著袋子走路的時候，請將手掌部分朝前。如果提東西時總是讓手背朝前，會讓肩膀到手臂部分呈現向身體內側扭轉的內旋狀態，並持續將貨物重量加諸在呈扭轉狀態的肩膀與手臂上。

這對肩膀關節及手肘關節都有害無益。

上述內容適用於所有有提把的袋子和包包。另外不管包包的數量是一個還是兩個都一樣，拿的東西越是有一定重量，就越要有意識的將手掌朝向前方。

另外就是要**把物品拿在比自己的脊椎更後方的位置**。

這樣做能防止肩膀關節呈現圓肩狀態，身體也不容易前傾，就比較容易維持良好的行走姿勢。

按照以上說明，理想上把兩袋物品分別用兩手提起的時候，應該要呈現不倒翁玩具的狀態，重心落在軀幹上，兩隻手重量平均分配使人能平衡站立的姿勢。

這樣可以避免所拿物品的重量壓在單一關節上，也就能避免關節損傷所導致的疲勞問題了。因此要出門採購時，為保險起見，建議可以自己準備環保袋。

最後提醒一點，提公事包的時候也可以善用上述提物品的技巧，先學起來總是派得上用場。

揹有肩背帶的包包

在使用有肩背帶的包包時，也有一些技巧能減輕背包對肩關節的傷害。背帶要盡量揹在肩峰位置，並且要斜揹。

之所以建議斜揹而非直接側揹，是因為這樣可以將包包的重量分散在左右兩邊。

揹包包的「肩峰」位置，就是手觸摸肩膀邊緣會感覺稍微有點向外突出的骨頭部分。

相反的，如果將背帶揹在靠近頸脖的位置，會壓迫到頸部下端的重要血管及神經，並可能導致肩頸部無力。如果包包很重，甚至有可能對肌肉造成傷害。

這種揹法也會造成鎖骨負擔，並有可能導致造成手臂疼痛與麻痺症狀的「胸廓出口症候群」。因此我們應該避免讓包包掛到頸部。

如果左右某一側的關節出現疲勞感或疼痛狀況，有一個技巧可以避免症狀加重。

假設腰部右側有疼痛狀況，可以將背帶揹在右邊肩峰位置，並將包包置於身體左側後方。這樣既可以避免身體前傾，又可以避開腰椎問題惡化的風險。

「休假日好好休息」反而更增疲勞

不管平日在辦公室裡工作再怎麼辛苦，休假日也不能整天躺著不動。讀到這裡的讀者們應該都能理解吧？

簡單來說，就是因為躺著不動幾乎不會運動到關節。

尤其「在沙發上度過一整天」這種行為更是不可取。

坐在沙發上不必使用到背肌，因此你應該會暫時覺得身體很輕鬆、很舒服。但因為不管怎麼坐身體都會陷進沙發裡，這會造成身體做出骨盆傾斜、腰背部拱起、頸部向前突出的駝背姿勢。

這樣一來骶骼關節會更容易僵化，**腰椎承受的負擔增加，也可能導致頸椎僵直與圓肩問題**。就算你只是橫躺在沙發上，依然會對腰部關節造成多餘負擔。

更進一步的說，不管你是賴在家中的床上或椅子上都一樣，只要靜止不動的時間越長，關節的可動範圍就越容易變得狹窄僵硬，肌肉性能下降，血液循環也會變差。

這麼一來，**最終將導致關節疲勞問題，你就必須以這種狀態迎接新的上班日，疲勞將持續累積下去**。

從關節疲勞的角度來看，除了一年中可以有幾次「完全動彈不得、極端疲憊」的日子外，你不應該用上述方式度過普通的休息時間。

另外，**如果你正受頑固性腰痛或肩膀僵硬所苦的話，安靜不動的時間越長，你越**

容易將意識集中於疼痛感上面。

你甚至會開始對一般日常生活裡不會注意到的細微疼痛感做出過度反應。

為了不要被捲入這種「負面循環」，最好還是記得休假日必須要動動身體，就算沒有動太多也沒關係。

輕鬆做家事的絕對理論

我也想介紹一下如何避免做家事導致的疲勞問題。

我們在廚房不管是要做料理或清洗碗盤，都容易讓身體往前傾。

打開或關上餐具櫃比較靠下的抽屜時，也經常要將身體大幅前傾。

而且當你要從頭頂或身後的櫥櫃拿取物品時，會瞬間用力將身體向後彎再拉回來，這個動作包含了對膝關節傷害最大的扭轉動作。

如果反覆做出這些不良動作，全身關節所承受的負擔將慢慢增加。

因此為保護全身關節不受疲勞影響，請注意「盡量保持脊椎與地面垂直」。

在流理臺前作業時，可以將雙腳往左右張開，把腹部倚靠在流理臺上。要打開或關上腳邊的抽屜，或用吸塵器清潔桌底與沙發底下時，可以彎曲膝蓋以降低手的高度。

要拿取頭頂或身後的物品時，就算會有點麻煩，也請改變身體位置或轉個方向，正面面對要拿取的物品。

多費一點心思，盡量保持正確姿勢吧。

維持上述習慣的話，應該有很多人會感覺跟過往相比，做家事的時候更不容易累積疲勞了。

這些習慣是相當實用的「輕鬆做家事絕對理論」。

另外不管是做手工藝、種植花草，或在職場工作的時候，也都可以活用這些技巧。

也該瞭解休閒運動的注意事項

在戶外從事運動時，克服疲勞問題的關鍵也在於要謹記「盡量保持脊椎垂直於地面」。

我們在第一章已經說明過，大家對近年來流行的「重訓」意外的有滿多誤解，且重訓也藏有許多不為人知的「陷阱」。

因此，如果是已經有固定重訓習慣的人，請一邊注意「盡量保持脊椎垂直於地面」一邊進行重訓吧。

這樣應該可以避免未來出現重訓副作用，導致關節疲勞問題。

除了重訓之外，還有許多人從事跑步訓練及慢跑。

這類運動雖然能保持脊椎垂直於地面，不過還是有一些問題。

跑步可說是一種反覆進行「小跳躍」動作的運動。雖然脊椎有垂直於地面，但因為運動者難以掌握身體重心位置，容易喪失控制重心的感覺。最後導致身體呈現會造成關節疲勞的前傾姿勢。

另外，跑步訓練與慢跑這種長時間奔跑的動作，不像走路時偶爾會伸直膝蓋。

也就是說，跑步時因為膝蓋一直維持彎曲，小腿肌不僅幾乎無法做出促進血液、淋巴循環的幫浦作用，足部著地時還會承受相當大的地面衝擊力。

這些缺點經常成為造成關節問題的主因。

近年來許多城市都會舉辦馬拉松比賽，而比賽舉辦後數個月內，該城市周邊的整形外科與整骨中心等醫療場所，都會湧入因膝痛等關節痛來就診的患者。

就算不適狀況沒有馬上出現，慢跑所累積的損傷也有可能在五年後、十年後顯現出來。

如果要說對關節負擔較少的運動，你可能會想到游泳或水中慢走，不過這種運動的缺點在於會使身體受寒。

就算使用溫水游泳池，水溫也大概落在二十四至三十二度左右，溫度還是比體溫低，身體還是會受關節的天敵「寒氣」所影響。

另外，因為受到水中的浮力影響，當然也就難以掌握自己的身體重心。

除此之外，高爾夫球、棒球和網球等「單側身體不斷向相同方向扭轉的運動」，對身體也不太好。

雖然可能有人覺得這些動作跟本章介紹的「扭轉軀體伸展」是「差不多的動作」，但從事運動時，不管是扭轉身體的力道、速度或次數，跟伸展時比起來都更強、更快、更多。

因此兩者可說是天差地遠。

過度反覆做出不平衡的動作，容易讓腰椎與骨盤的相對位置產生歪斜，使腰部神經通過的空間（脊椎管）變得狹窄。

非得從事這些運動時，請在運動前後於休息室等處沖澡，讓腰部與雙腳暖起來，並在運動時維持正確姿勢，盡量保護身體。

只要走路就能修復腰痛！

那什麼樣的運動能對抗關節疲勞呢？

答案非常簡單，「以良好姿勢走路」是最好的運動。

走路時不僅脊椎能垂直於地面，也能確實掌握自己的身體重心，還能促進小腿肌的幫浦作用，使血液循環更順暢。

我們在第二章就已經提過「最佳走路姿勢」了。

只要確實做到介紹過的幾個重點，單純走路也能夠提高全身關節的連動性，也能保護疲勞的關節。

不用特別限制走路速度與距離。因為走路是往前進的動作，如果想要提高速度，身體就容易呈現跟跑步時相同的前傾姿勢。

另外，如果你的運動目的不是為了減重所以必須增加熱量消耗的話，就沒有必要特別設定步行距離。

走路運動「重質不重量」，只要在工作時間和休息時間都能走一下的話就沒問題了。

順帶一提，我想向現階段有腰痛問題的人推薦一個走路小技巧。以正確姿勢走路，並擺動手臂時，「可以將腰痛那側的手臂大幅度向後擺」。

如果刻意做出這個動作，它會對腰椎及骶髂關節產生與本章介紹到的「扭轉軀體伸展」相同的作用。

而且將疼痛側手臂向後拉的向量力，有保護腰痛部位的效果，它能降低椎間盤突出的突出部分（被擠出椎間盤的髓核部分）更加惡化的風險。

除了在出現腰痛徵兆時可以嘗試這個技巧之外，不妨平常也做看看。

第 3 章總整理

- 在自家也可以進行簡單的自我護理，一起來做能矯正關節異常的伸展吧
- 休息時間的「關節伸展」具備了速效性及多種功效
- 泡澡時全身浴比半身浴好，睡覺時要使用可治癒關節的「Zero Position」
- 假日只有懶散休息的話會徒增疲勞感，「與工作時間相反」的生活模式才是正解
- 做家事或運動時要注意身體軸心、重心和關節連動性

第 4 章

「關節伸展」能使人生達到最佳狀態

充實肉體與精神並提高工作表現

◆動作變得敏捷，且集中力和想像力提高

克服疲勞問題時的五大重要關節是頸、腰、膝、肩、肘。我們可以透過「關節伸展」擴大這些關節的可動範圍，同時使周邊肌肉等組織活化。

因此在工作時間做關節伸展，可以將身體累積的疲勞降到最低。而在休息時間配合終極泡澡法及睡眠法的話，就能除去「殘存的疲勞」，讓身體疲勞不會被帶到第二天。

只要貫徹以上的「終極疲勞消除法」，自然能夠從一早開始就活力充沛、精神百倍的工作。在職場上，也能比之前更有力、更迅速靈敏的完成任務。

簡單來說，就是你的動作會變得更加敏捷。

如果你再搭配使用第二章介紹到的「最佳坐姿」、「辦公桌配置四原則」，就更不容易在工作時散漫分心了。因為你不用再分神注意腰部疲勞問題，工作時的集中力和創造力也會大幅提升。

我想工作上因疏忽犯下的失誤也會大幅減少。

上述效果並不限於在辦公室工作的時候，做家事時也一樣，應該有很多人會感覺到做家事變得輕鬆許多，瞬間就能做完所有家事。

精神狀態變得正面積極

之前有提到，如果放任因關節問題所導致的慢性疲勞不管，不只會導致腰痛與肩膀僵硬問題，還會出現頭痛、暈眩、急躁等類似於自律神經失調的症狀。

在身體已經感到疲憊的狀況下又冒出這些症狀，自律神經會越發失衡，導致精神狀態漸漸陷入低潮。

關節狀態與心理狀況就是如此緊密相關。

現在讀到這裡的你，可能也有慢性疲勞加上類似自律神經失調的不適症狀。

不管你想控制住哪一種身心症狀，**都必須要解決問題的根源，也就是關節異常問題。**

長期受慢性疲勞所苦的人，尤其在嘗試了各式各樣的療法卻不見成效後，心理層面也會漸漸被病痛侵蝕。

不過請你先停下來，稍微在腦海中想像一下，自己的慢性疲勞和其他身體毛病都漸漸好轉的模樣。

心情有沒有稍微變好了呢？

如果這個想像能成真，你一定可以獲得數倍以上的滿足感。

「關節伸展」正是可以實現成為理想健康身體的療法。

實行伸展，讓身體變得輕盈之後，你應該也會注意到許多附加效果隨之而來。

「嘆氣的次數減少了」

「準備開始工作時不用再為自己打氣了」

「不會再堆著家事不做了」

這些變化重重累積起來，也會讓你每天過得更充實。

上述這種精神狀態會使人的身體與心理變得更加健康。

我觀察了本診所的患者，也發現在實行關節伸展後，要治好他們關節問題所需的時間變短，患者也變得笑容滿面，能夠重新以積極態度面對工作與個人生活。

我認為這種正向的態度，似乎成為了使人生好轉的力量。

實際上甚至有人說過：「雙眼所看到的景色變得更明亮了。」「感覺從今以後都可以快樂且精神飽滿的活下去了。」

日常生活的壓力也大幅減少

透過關節伸展矯正關節、肌肉、肌腱等處的異常後，所帶來的附加效果會以各種型態出現。

關節的可動範圍變大、疼痛也獲得緩解，可以流暢做出之前做不到的動作，不管在工作、做家事或做運動時，都能隨心所欲的移動身體。而且過去在日常中遇到的各種煩惱也一揮即散，令人焦躁的壓力大幅降低了。

上述內容絕對不誇張。

我們假設一位患有頸椎僵直或圓肩問題的患者，當他的頸椎問題或肩關節問題被矯正回正常狀態後，他在日常生活中做出各式動作時的心情也會截然不同。

「原本很難拿到在高處的物品，現在可以輕鬆拿到了。」
「胸腔不再感覺受壓迫、難以呼吸，可以靜下心來工作。」
「吃東西的時候更容易吞嚥，可以開心的吃午餐來轉換工作心情。」
這些小事乍看之下微不足道，不過當它們從「過去做不到」變成「現在做得到」之後，就能大幅減輕患者的日常生活壓力。

而且**思考方式變得更不受限也有助於減輕心理壓力**。

過去「思考與行動傾向被動」，累積了疲勞只會治標不治本的去按摩的人，挑戰了關節伸展這種新手法，並實際感受到成效後，也能**學會「主動積極的思考與行動」**。

本診所的患者中，疲勞與關節痛問題越是嚴重，越讓人覺得「很棘手」的患者，思維模式就越容易像這樣發生大幅轉變。

鬆開僵硬的關節後，思考方式也會變得柔軟有韌性。

只要抱著一顆「柔軟有包容性的心」，就能夠從各種不同角度掌握事物，也自然較不易感受到壓力了吧。

外表看起來變年輕而且「很幹練」

日本人過去常說：「人會從下半身開始衰老。」

我認為這句話除了「下半身的肌肉等組織會先日漸老化」的意思外，也包含了「人的外觀老化是從下半身開始的」之意。

我之前提過，長期坐在辦公桌工作並維持前傾姿勢的話，頸部及腰部關節容易出現異常，連帶對其他關節造成不良影響。

假設腰部關節因前傾姿勢而僵化，膝蓋關節也會變得容易彎曲，形成O型腿。

由於膝蓋本來就經常彎曲，膝關節的可動範圍會逐漸變窄，慢慢會在運動關節時感覺卡卡的。此問題使走路姿勢出現明顯變化，在旁人眼中看來，你的走路姿勢會變得非常不自然。

能避免這種狀況的最佳解方，就是好好保養腰部及膝蓋關節，解決關節問題。

只要能改善O型腿，使腰部及膝蓋都能夠筆直伸展，你的站姿就會變得挺直颯爽，與過去判若兩人。

關節能順暢運動的話，其周邊的肌肉運動也會比過去更活躍，以前鬆弛低垂的腹部及腿部也會看起來更緊實，當然走路姿勢也就迥然不同。

你在擺動雙腳時上半身能保持端正姿勢、膝蓋挺直、左右平衡，步伐也會自然變大。

過去覺得你的外表「看起來很顯老」的人，應該會認為改變後的你「年輕了許多」。

這種外表變化放在工作場合上，也會讓他人覺得「這個人工作能力很好、很幹練」

或「很值得依賴」吧？

職場同事或合作夥伴對你抱有這種印象的話，對你的好感度應該只增不減。

出現意料外的健康、美體效果，每天都更充實

燃脂率提高自然就會瘦下來

除了站姿等外表給人的印象改變之外，實際上也有很多人在持續做關節伸展後慢慢變瘦了。

利用關節伸展將重要的關節恢復至正常狀態後，全身關節的可動範圍會變大，肢體動作也會變順暢，亦能活動到之前動不太到的肌肉。

其中，位於身體內部的深層肌肉活化後，能確實做出幫助血液及淋巴液流動的「肌肉幫浦作用」，促進血液循環及新陳代謝。

也就是說，就算你只是普通走路和運動，你的脂肪燃燒效率也會變得比以前更高。
如果是過去就有運動習慣的人，就算說運動效率能倍增也不為過。
此外，由於疲勞與疼痛感漸漸改善，多數人的日常運動量都會增加。
因此你會轉變為「易瘦體質」。

實際在自家進行關節伸展的患者們，大多給了我以下這些回饋：
「腰圍變小了」
「原本鬆垮的臀部和腿都更緊實了」
「以前剛好合身的衣服都變寬大了」

其中甚至有人在慢性疲勞和腰痛被治好的同時，不知不覺就瘦了五公斤。

應該有很多人覺得「年紀越大越瘦不下來」吧？
其主要原因是肌肉功能、血液循環及新陳代謝功能隨年紀退化的關係。

身體出現這種狀況的人，更容易因為持續做關節伸展而得到「自然而然瘦下來」的效果。

身體冰冷、水腫、便秘、婦科煩惱也解決了

做關節伸展也能改善一些困擾著許多女性的問題。尤其長期做「腰部網球伸展」、「胯肌伸展」、「頸部網球伸展」、「縮下顎伸展」的人，更容易得到其效果。

我在前一節有提到，這些關節伸展具有使深層肌肉活化，進而促進血液循環，提升新陳代謝的功能。

而且這些伸展作用的部位是在骨盆周邊，因此骨盆內部溫度會上升。除了身體狀況出現上述改變之外，患者的體內荷爾蒙也會因自律神經恢復正常而回到平衡狀態。因此也有無數患者向我報告自己畏寒、水腫、便祕、經痛、經期不順等問題都消失了。

你可能會想：「效果真的有這麼誇張嗎？」

試著回想一下，上述這些婦科症狀開始出現的時間點，是不是跟你長期維持同一姿勢使用電腦，並漸漸開始注意到慢性疲勞問題的時間點相符呢？

過去我提出這個問題後，不少女性都會給予肯定答案。

這麼一回想之後，我想你應該就能同意，女性經常遇到的各種不適症狀，跟關節狀態脫不了關係了吧。

呼吸系統的問題也得到改善

有頸椎僵直與圓肩問題的人，由於身體會呈現向前傾倒的姿勢，位於鎖骨兩端的關節（胸鎖關節、肩鎖關節）受到擠壓，關節可動性可能會大幅降低。

另外，因為身體本來就呈現前傾姿勢，位於胸膛部分的「巨大鳥籠型構造」（胸廓）也會跟著往前傾倒，受到擠壓。

如果進行關節伸展，即能矯正上述的關節與胸廓構造，被關在「巨大鳥籠」中的內臟也就不會承受多餘負擔了。

這種身體變化將大大改善你的呼吸系統問題。

肺是非常巨大的器官，它佔據了胸腔內大部分空間，而肺的上半部（肺尖）的形狀，其實是略高出鎖骨位置的。連接著肺的氣管也位於胸腔內。

因此胸鎖關節、肩鎖關節與胸廓的結構正常化，當然有助於讓呼吸變得順暢。

有數個案例都表示呼吸變得更深，心情也能穩定下來，或氣喘症狀得到改善。

顳顎關節疾病也治好了

頸椎僵直問題漸漸改善、緩解的話，位於下巴的顳顎關節狀況也會好轉。

實際上本診所有許多患者隨著肩頸部位問題漸漸好轉，顳顎關節疾病所導致的「嘴巴無法張大」、「下顎疼痛」、「開合口部時會發出聲響」等症狀也獲得緩解。

常有人說：「頸椎僵直惡化容易引起顳顎關節疾病。」

從骨骼的排列組合來看，我們很簡單就能想像到，頸椎可動性如果下降，會增加頸椎及左右兩側顳顎關節所受的負擔。

另外，如果長期維持低頭姿勢，斜向連接鎖骨、胸骨與頭部兩側的肌肉（胸鎖乳突肌）會緇緊，下顎側邊部分也會隨之變得僵硬。

這時如果採用了本書中以關節伸展為主的自我護理法，不僅能矯正頸椎僵直問題，也能改正受頸椎影響的不良姿勢、提高鎖骨關節可動性。

胸鎖乳突肌的功能也會回復到接近正常的狀態。

即使到牙科、口腔外科、整形外科等科別接受「針對下顎周邊組織的重點式療法」也幾乎無法解決的顳顎關節疾病，最終也會因為做了關節伸展而減輕、好轉。

無庸置疑的，一旦解決了與疲勞問題息息相關的頸椎僵直狀況，對顳顎關節自然也會產生正面影響。

應該有不少人在肩頸部出現動彈不得、緊繃、僵硬、疼痛狀況的同時，也正受顳顎關節疾病所苦吧？

如果你的症狀遲遲沒有好轉，從頸椎僵直問題開始著手治療，有很大的機率能一口氣解決這些問題。

關節壽命延長十年，且能預防運動障礙症候群

在本書的最後，我想稍微談一個比較長遠一點的話題。

約莫十年前開始，「運動障礙症候群」（ロコモティブ・シンドローム／Locomotive Syndrome）的議題在日本備受矚目。

簡單來說，這是一種因關節、骨骼、肌肉功能退化，導致人必須長期臥床或需要他人照護的高度危險問題。

此疾病在日本經常被簡稱為「ロコモ」（rokomo），在大眾認知裡即是所謂的「準長期臥床病患」，而且據推測日本有高達四千七百萬人符合這種運動障礙症候群之定義，也難怪此疾病會在進入了超高齡社會的現代日本引起這般關注。

這裡有一點想請各位注意。

我認為人的關節是有「關節壽命」的，在這個壽命期限內，關節能發揮正常機能。時限大概是六十五至七十五年。

而關節僵化導致其可動性降低或出現疼痛狀況等問題，會如同連鎖反應般擴散至全身關節。

本書中列出的「五大重要關節」中，又以頸部、腰部、膝蓋關節特別重要。一般狀況下男性關節會以「腰↓頸↓膝」的順序，女性關節以「頸↓腰↓膝」的順序逐一退化。

假設你利用關節伸展等方式解決慢性疲勞問題，卻又再次碰上強烈疲勞感，並且頸部、腰部、膝蓋等關節也出現疼痛狀況時，請你務必意識到，運動障礙症候群對你而言已經是迫在眉睫的問題了。

這個「關節壽命是六十五至七十五歲」的論點，是針對完全不關注關節問題的人的狀況。

只要持續施以適切護理，關節壽命就能夠延長十年以上。

而能夠延長關節壽命的方式，我有信心除了「關節伸展」之外沒有更好的解法。

克服慢性疲勞後，當身體狀況再度惡化時，請各位務必做一做關節伸展。就算狀況沒有惡化，也請持續實行基本伸展等數種伸展法。

養成伸展關節的習慣後，關節壽命將慢慢延長，也能預防運動障礙症候群。

希望各位無論到什麼時候，都能將身體維持在令自己滿意的狀態。

第 4 章總整理

- 搭配「關節伸展」實施終極泡澡法＆睡眠法吧
- 一早開始就精力充沛，集中力及創造力也大幅提升！
- 不再唉聲嘆氣，態度變得積極向上，人生大轉彎
- 伸展也有讓他人覺得你「帥氣能幹」、「可靠」的效果
- 關節恢復正常功能後，還能獲得意料外的健康、美體效果

後記

奪回被浪費掉的七百個小時，獲得更精采豐富的人生

「請先暫時無視自己的主觀感覺。」

我常常在演講或和患者面談時這麼說。

因為大家以「自己覺得很放鬆」為由而持續做出的姿勢和動作，其實大多數時候「對身體構造來說一點也不放鬆」。

我認為包括人類在內，所有動物如同字面意義，都是「會動的生物」，因此人本

來就必須要運動才能活下去。

不管是關節或肌肉，只要不動就會漸漸退化。

不過當疲勞累積超過某種程度後，大多數的人都會選擇盡量放鬆或盡量不要動。

就算願意運動身體，也只會做出導致疲勞演變為慢性化問題的不良動作。

不知不覺間，人會將疲勞視為理所當然，甚至漸漸無法注意到自己到底累到什麼程度。最終導致如本書中提到的關節疼痛等關節重症問題。

對我來說，這是絕不應該有的狀況。

實際上，商務人士因關節疲勞造成身體出現腰痛或肩膀僵硬症狀後，工作效率的確會大幅降低。

我將某藥廠在二〇一二年進行的調查結果提供給各位做個參考。

這家藥廠調查了八百名年紀在二十至五十九歲，有腰痛、肩膀僵硬問題的男女，並整理出他們的身體不適與工作效率的關係。

調查中有問到：「腰痛及肩膀僵硬嚴重發作時，會使工作效率降低多少？」，結果顯示工作效率平均降低百分之三十四・七。

日本厚生勞動省公布二〇一二年，勞工的整年度勞動時數平均為兩千零九個小時，結合上述數據，可計算出這些關節問題浪費掉「兩千零九個小時×百分之三十四・七＝六百九十七個小時」的工作時數。

現在的日本社會漸漸不再只看勞工的年資或經驗來支薪。如果因為疲勞問題造成工作效率如此低落，進而導致考核結果變差的話，甚至有可能使收入減少。

之前講的都是比較模糊的概念，不過看到這麼具體的數據後，你應該也能捨棄掉之前對身體疲勞的錯誤認知了吧？

身體疲勞一年會浪費掉你七百個小時。

反過來想，只要能夠避免浪費掉這麼多時間，你的工作成效也會截然不同吧？

你現在就應該下定決心讓自己的身體變成「絕不感到疲勞的身體」。

就算疲勞問題再怎麼嚴重，應該也沒有人可以因疲勞頻頻向公司請病假，或者完全不做家事吧？因此我們必須好好正視與解決疲勞問題。

所謂「正視」並不是指跟疲勞正面對決，對它叫囂說「儘管放馬過來吧」然後把它打敗。而是應該抱持好好理解並處理疲勞的心情，因應身體整體的疲勞程度、疲勞部位等狀況做出相應處理。

因為不管是疲勞、關節疼痛或身體不適，都不可能瞬間消失不見。我們通常必須反覆做出一些小小的刺激，來治療這些症狀。

假設現在的疲勞、疼痛程度為一百，而問題解除後的疲勞、疼痛程度為零好了。在消除疲勞的過程中，疲勞程度可能會先下降到七十，再回升至七十五，再降到六十，又回升到六十五，雖然短期看來是反覆上下波動，不過整體看來還是會呈現下降趨勢。

如果想解除疼痛及疲勞就必須經歷這種過程。比起焦急的努力著讓疲勞直接降為零，我們不如關心疲勞的變化趨勢，隨時注意自身的疲勞狀況。

只要做好「關節伸展」，直接處理造成疲勞及疼痛的元兇，也就是關節異常的話，身體自然會慢慢出現變化。

擁有這把終極武器的你，一定可以打造出絕不感到疲勞的身體。

我們之前有提到，要消除精神面上的疲勞，必須「在工作時間與休息時間做出相反的行為」。

這招也能有效消除生理層面上的疲勞。

不過所謂工作時間與休息時間做出相反行為，並不是指「上班動，下班就休息」。而是指「工作時間與休息時間用相反的方式運動關節」及「**工作時累積的關節損傷，要在休息時間靠伸展運動消除掉**」。

我想，只要能確實在工作時間與休息時間做出相反的運動，應該就能消除肉體層面與精神層面百分之九十九的煩惱。

為了達成此效果，請務必好好善用本書。

二〇二〇年三月

SAKAI CLINIC GROUP 代表　酒井慎太郎

國家圖書館出版品預行編目資料

不疲勞的身體：治癒百萬人「神之手」的關節伸展操／酒井慎太郎著；吳羽柔譯. -- 初版. -- 臺北市：商周出版, 城邦文化事業股份有限公司出版：英屬蓋曼群島商家庭傳媒股份有限公司城邦分公司發行, 2021.07
面； 公分
ISBN 978-986-0734-38-6（平裝）

1. 運動健康 2. 放鬆運動

411.711 110007134

不疲勞的身體：治癒百萬人「神之手」的關節伸展操

作 者／酒井慎太郎
譯 者／吳羽柔
責任編輯／黃筠婷

版 權／黃淑敏、邱珮芸、劉鎔慈
行銷業務／林秀津、劉治良、周佑潔
總 編 輯／程鳳儀
總 經 理／彭之琬
事業群總經理／黃淑貞
發 行 人／何飛鵬

法律顧問／元禾法律事務所 王子文律師
出 版／商周出版
台北市中山區民生東路二段141號4樓
電話：(02) 2500-7008 傳真：(02) 2500-7759
E-mail：bwp.service@cite.com.tw
Blog：http://bwp25007008.pixnet.net/blog
發 行／英屬蓋曼群島商家庭傳媒股份有限公司城邦分公司
台北市中山區民生東路二段141號2樓
書虫客服服務專線：(02)2500-7718．(02)2500-7719
24小時傳真服務：(02)2500-1990．(02)2500-1991
服務時間：週一至週五09:30-12:00．13:30-17:00
郵撥帳號：19863813 戶名：書虫股份有限公司
讀者服務信箱E-mail：service@readingclub.com.tw
歡迎光臨城邦讀書花園 網址：www.cite.com.tw
香港發行所／城邦（香港）出版集團有限公司
香港灣仔駱克道193號東超商業中心1樓
Email：hkcite@biznetvigator.com
電話：(852)2508-6231 傳真：(852)2578-9337
馬新發行所／城邦(馬新)出版集團 【Cite (M) Sdn. Bhd.】
41, Jalan Radin Anum, Bandar Baru Sri Petaling,
57000 Kuala Lumpur, Malaysia
電話：(603)90578822 傳真：(603)90576622
Email：cite@cite.com.my

封面設計／張嘉容 電腦排版／唯翔工作室
印 刷／韋懋實業有限公司
總 經 銷／聯合發行股份有限公司 電話：(02)2917-8022 傳真：(02)2911-0053
地址：新北市231新店區寶橋路235巷6弄6號2樓

■ 2021年7月初版
■ 2023年12月初版1.7刷
定價／390元

Printed in Taiwan
城邦讀書花園
www.cite.com.tw

 ISBN 978-986-0734-38-6